TRAITÉ
DE LA
PARTIE MÉCANIQUE
DE L'ART
DU CHIRURGIEN-DENTISTE.

Ouvrage orné de 42 Planches.

PAR C. F. DELABARRE,

Docteur en Médecine; Chirurgien-Dentiste du ROI, (en survivance), Chirurgien-Dentiste de S. A. R. MONSIEUR, Frère du ROI; Médecin-Dentiste de l'Hôpital des Enfans et de l'Hospice des Orphelins; Professeur de *Maladies de la Bouche* à l'Administration générale des Hôpitaux, et Membre de plusieurs Sociétés savantes.

Nihil est in intellectu
Quod non priùs in sensu.

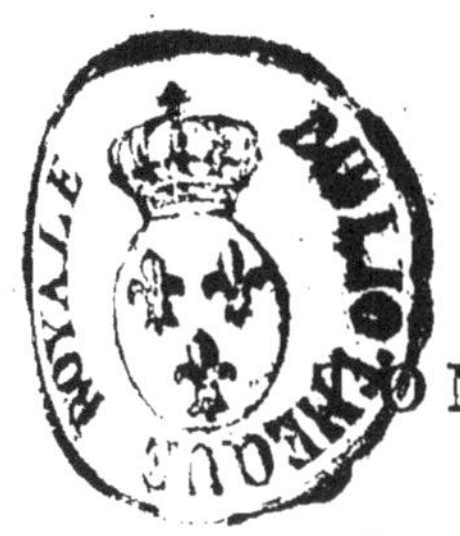

TOME SECOND.

A PARIS,

Chez
L'AUTEUR, rue de la Paix, N°. 19.
CROULLEBOIS, Libraire, rue des Mathurins, N°. 17.
GABON, Libraire, rue et attenant l'Ecole de Médecine.
MÉQUIGNON-MARVIS, Libraire, même rue, N°. 3.

1820.

TROISIÈME PARTIE.

DE L'APPLICATION DES INSTRUMENS DE LA PROTHÈSE BUCCALE.

CHAPITRE PREMIER.

CONSIDÉRATIONS GÉNÉRALES.

Nous avons décrit les divers travaux qui ont été mis en usage jusqu'à nos jours pour fabriquer les instrumens de la prothèse. Nous avons reconnu combien les connaissances anatomiques sont nécessaires pour les combiner de manière à ce qu'ils imitent parfaitement nos organes. Semblables à des sculpteurs, nous n'avons eu besoin jusqu'ici que d'étudier les formes, afin de les copier : mais présentement, il s'agit de transporter nos machines au milieu de parties vivantes, irritables, et dont la sensibilité doit être ménagée. Il faut les y fixer, bien que souvent elles reposeront sur des plans plus ou moins obliques, et par fois mobiles. En conséquence, la théorie des *mécaniques* jointe avec la physiologie, vont nous devenir indispensables, puisque d'elles deux découlent les combinaisons qui feront le sujet de cette TROISIÈME PARTIE. C'est par l'étude de la première qu'on peut se rendre compte de la force et du mode d'agir des *agens mécaniques* qu'on emploie à tout instant : tels que les fils, les crochets, etc., servant à établir un équilibre qui atténue la pesanteur des dentiers : c'est elle qui apprend à décider la pression ou la traction absolue : car tout mécanisme de fixation doit être calculé de manière à nuire le moins possible aux organes servant de supports : néanmoins il faut que la pièce soit maintenue avec solidité et qu'elle ne vacille point durant la mastication ou pendant la locution. N'est-ce pas encore par la géométrie que l'on peut sans tâtonnemens, découvrir le moyen de fabriquer des machines qui suivent les mouvemens de la mandibule : mouvemens dont il faut rigoureusement se rendre compte, pour que les objets n'abandonnent jamais le plan sur lequel ils posent, telle situation qu'il puisse prendre.

Lorsqu'on enlève une dent et qu'on la remplace un instant après, le client n'a pas le loisir d'en apercevoir l'absence; rien ne lui paraît donc extraordinaire; si, au contraire, le sujet est resté quelque tems sans elle, la langue et la lèvre qui s'enfonçaient chacune de leur côté dans l'ouverture, s'en trouvant tout-à-coup repoussées, elles éprouvent aussi-tôt une sorte de gêne qui a bien peu de durée s'il n'y a qu'une ou deux dents de rapportées; mais lorsque, par suite de la destruction d'une grande portion ou même de la totalité de la denture, les parties molles de la face se sont accoutumées à s'enfoncer dans la cavité buccale, et les muscles masticateurs, à relever prodigieusement la mandibule, ces organes ne peuvent supporter la présence d'une machine étrangère qui s'oppose à leur contraction; ils en restent comme étonnés; dès-lors ils hésitent, ils se fatiguent et deviennent douloureux.

La langue qui s'épanouissait dans un espace considérable, venant à être contenue par des limites qu'elle n'eut pas dû franchir, éprouve aussi une contrainte des plus pénibles: elle s'agite en tous sens, afin de reconquérir les lieux où elle se promenait à loisir depuis plus ou moins de tems: elle va heurter le nouvel hôte avec lequel elle doit vivre désormais: elle lui cherche querelle, elle le repousse d'un côté et de l'autre, elle barbouille les mots, elle dépose les alimens, non entre les surfaces triturantes de la denture, mais en dehors et contre les joues.

Il n'y a pas jusqu'aux glandes salivaires, et à la muqueuse buccale, qui ne fournissent un surcroît de fluide comme pour concourir à faire glisser en dehors le meuble importun.

L'irritation, qui résulte toujours de la pression ou du moindre frottement d'un solide sur des parties charnues, ajoute encore aux peines du client : ses gencives deviennent rouges et se gonflent ; quelques-uns des endroits les plus tendres, s'excorient et deviennent très-douloureux.

D'après cela, le malade peut avoir de la fluxion et de la fièvre. Le chagrin s'empare de son âme ; il désespère de pouvoir jamais porter une denture, objet de tous ses désirs ; il compare sa situation avec celle des personnes de sa connaissance qui en font usage ; il se trouve beaucoup plus malheureux qu'elles : enfin, dans son impatience, attribuant ses souffrances à une vicieuse construction de la machine, il en accuse l'artiste et lui fait supporter une partie des tracasseries qu'il éprouve. Cependant peu-à-peu les organes deviennent moins récalcitrans ; ils endurent insensiblement le joug contre lequel ils se sont d'abord révoltés ;

alors l'espérance renaît, et bientôt la pièce que le patient aurait volontiers jetée au loin, flatte ses yeux et son amour-propre. Sa bouche est ornée, les rides de son visage sont effacées, l'air de jeunesse est revenu, la voix a repris le sonore qu'elle avait dans l'adolescence; la conversation est aisée : cependant la mastication s'opère encore difficilement; mais chaque jour elle devient moins pénible. Que de motifs de consolation!

Voilà l'histoire de tous ceux qui portent une denture pour la première fois. Ils se découragent et se désespèrent d'abord; bientôt ils s'y accoutument : puis ils se réjouissent.

Que de sang-froid, que de philosophie même sont nécessaires au dentiste pour endurer avec tranquillité les boutades d'un individu dont la susceptibilité nerveuse quelquefois naturellement fort grande, est encore exaltée par les inquiétudes! Le devoir de l'artiste est donc de calmer l'impatience de l'affligé; il le consolera par ses soins, et il le soulagera en retouchant à son travail, jusqu'à ce qu'enfin l'instrument de tant de tracasseries ait fait une entière connaissance et se soit en quelque sorte identifié avec la bouche.

Puisque l'expérience nous apprend que l'application d'une denture est toujours suivie d'une série de contrariétés et même de douleurs; c'est au chirurgien à savoir en diminuer la somme, et à la prévoir.

On préviendrait beaucoup de peines si on n'attendait pas pour placer les grands travaux, et sur-tout les dentures destinées à la mâchoire supérieure, que toutes les dents en soient tombées, parce qu'en outre d'un ressort *réacteur* moins roide, on pourrait encore faire usage de l'un des autres agens dont nous parlerons; car ils servent avantageusement pour empêcher que les pièces n'exercent de frottement sur les parties molles, ce qui en rend le contact insupportable. Si encore le dentiste combine le travail de manière à ce que son client puisse l'enlever facilement, et laisser reposer tous les jours la bouche pendant quelques momens; assurément celui-ci s'y accoutumera avec infiniment moins de peine. Enfin c'est une observation essentielle, et qu'il ne faut pas perdre de vue; une seule dent antérieure qu'on enclave dans la denture est un arc-boutant qui l'empêche de se porter en avant: une autre restant dans le fond et à laquelle on l'arrête, est un *ancre* salutaire qui épargne bien des manœuvres. Quand on peut l'attacher à plusieurs, c'est encore mieux.

Ainsi donc, loin des gens du monde cette

fausse idée qu'il faut n'avoir plus de dents pour qu'il soit possible de porter une denture; c'est précisément le contraire. Il est seulement vrai que plus il en reste, plus le travail offre de difficultés à surmonter par l'artiste; mais cette considération ne déterminera jamais celui qui est jaloux de sa réputation, a en sacrifier une seule pour s'épargner des peines.

Les moyens d'appliquer les instrumens de la prothèse, quoiqu'ayant supporté d'heureuses améliorations depuis une vingtaine d'années, sont encore loin d'être parfaits; et si les dentistes se contentaient de ce qu'en ont dit les auteurs, même les plus modernes, ils n'auraient nulle idée des ingénieux procédés par lesquels on adapte maintenant les diverses pièces dont nous avons parlé. Mais il existe heureusement une sorte de tradition par laquelle plusieurs inventions non décrites se sont propagées sans qu'on sache au juste à qui on les doit.

Tous les instrumens de la prothèse buccale peuvent être considérés comme de petits fardeaux; par conséquent la forme, l'étendue, et la pesanteur influent sur leur fixité, considérée à chaque mâchoire. Nous devons reconnaître que les dents restantes à la crânienne, sont les *supports d'élection* au détriment desquels toutefois agiront puissamment les pièces mal combinées.

Tantôt le propre poids de la machine sera considéré comme le moyen unique de fixation, et dans ce cas, une bonne construction contribuera singulièrement à remplir le but.

Tantôt elle devra être suspendue ou seulement arrêtée aux organes environnans.

D'autres fois elle sera soutenue en équilibre par des ressorts.

En terme de mécanique, on appelle *moteurs*, tous les agens tendans à imprimer du mouvement à un fardeau. Or, quoique ceux dont nous faisons usage semblent plutôt destinés à rendre immuables les *instrumens* de la prothèse qu'à les mouvoir, il n'en est pas moins vrai qu'ils agissent sur eux, de manière à en entretenir la fixité par une sorte de traction absolue vers le plan sur lequel ils doivent être en repos. Les moteurs dont les dentistes font usage, peuvent être divisés en six genres, savoir :

Les Greffes.
Les Coaptateurs.
Les Compresseurs.
Les Attracteurs.
Les Ressorts réacteurs.
Les Stateurs.

CHAPITRE II.

Des Greffes.

§. 1. REPLANTATION. La replantation d'une dent enlevée constitue une sorte de coaptation qu'on peut appeler *vivace*, et dans ce cas, la racine de l'organe est l'agent coaptateur.

Il est présumable qu'un fait analogue à celui que je vais rapporter, donna lieu à l'idée de la replantation des dents.

En 1812, une servante poussa violemment un enfant de neuf ans ; sa figure heurta contre une table, et trois incisives inférieures chassées de la mâchoire tombèrent à terre. Cette fille effrayée, les ramassa incontinent, et tout en tâchant d'étouffer les cris de la victime de sa brutalité, elle replaça les petits os. Deux heures après seulement les parens furent informés de cet évènement, et ils jugèrent à propos de m'amener le jeune garçon. Je reconnus que par un heureux hazard les organes avaient été remis chacun dans leur alvéole. Je me contentai donc de conseiller un gargarisme acidule, et j'abandonnai la guérison à la nature. L'inflammation fut légère, et la consolidation était parfaite au bout de quinze jours. Deux ans après, ces organes n'avaient pas changé de couleur ; à cet exemple, j'en pourrais joindre un certain nombre, qui tous attestent que les dents extraites de leurs loges, et qu'on replace un instant après, s'y consolident parfaitement, parce qu'elles contractent des adhérences très-intimes et probablement vitales avec les parties environnantes.

§. 2. *Transplantation vivace* (1). La *replantation* a dû donner l'idée de la *transplantation* d'une dent saine et prise sur un sujet complaisant, auquel on l'ôte à l'instant où l'on vient de faire l'évulsion de celle d'un riche qui en avait une cariée qu'il veut faire remplacer.

Il paraît que ce fut en 1600, ou environ, qu'un *chirurgien français* mit cette opération en vogue. Notre *Fauchard* qui vint plus tard, rapporte qu'elle lui a réussi plusieurs fois. Jean

---

(1) Je sais ce qu'on a dit et tout ce qu'on peut objecter contre les greffes animales : mais j'ai aussi connaissance de faits qui me paraissent péremptoires en leur faveur. Et pourquoi discuter, quand il serait si facile de reconnaître authentiquement la vérité par des expériences sur les animaux ; et de ce que tous les nerfs d'une partie peu étendue seraient coupés, s'en suit-il qu'une sorte de vie purement végétale ne puisse s'y rétablir au moyen de la circulation?

Hunter, après lui, la conseilla en Angleterre: j'avoue, presque à regret, l'avoir faite une fois: mais, si dans l'ardeur d'un jeune praticien qui aime son art avec passion, j'ai pu céder au désir de répéter une expérience, je me suis à l'instant même interdit de la renouveler jamais; puisqu'elle est non-seulement contraire à nos devoirs envers les individus de toutes les conditions; mais encore parce qu'elle peut occasionner de grands accidens, ce qu'éprouva le chirurgien anglais, et l'y fit renoncer. En effet, qui répondra de la pureté du sujet sur lequel nous cueillerons la dent qui doit être transplantée? Et si la vaccine, la syphilis, la variole s'inoculent par une légère piqûre, que ne doit-on pas redouter de l'apport d'un organe encore palpitant au milieu de parties vivantes, que nous contraignons de lui donner asile? Que de regrets, ou plutôt que de remords poursuivraient l'homme de l'art, qui serait assez malheureux pour avoir, par une opération hazardeuse, infecté une personne saine? Nous ne devons donc point hésiter à proscrire ce moyen, comme immoral et dangereux.

Au reste, l'amour de soi l'emporte même sur la soif de l'or, et l'on trouverait bien peu d'individus qui voudraient consentir à vendre une dent, non peut-être à cause de sa valeur réelle, que beaucoup de gens du peuple ne savent pas aprécier, mais parce que l'évulsion en étant très-douloureuse, chacun recule à l'approche d'un mal qu'il peut éviter.

§. 3. *Transplantation inerte.* D'ailleurs est-il besoin de priver quelqu'un d'une de ses dents lorsque l'on peut en poser une qui sera choisie bien plus avantageusement parmi celles dont les dentistes font provision. Mon père, qui pratique depuis long-tems la chirurgie-dentaire, m'a souvent rapporté qu'il avait plusieurs fois ôté des racines antérieures sur des jeunes gens, et qu'après avoir choisi des dents sèches et saines, il les avait substituées dans les alvéoles, et qu'un certain nombre de ces petits os s'y étaient affermis. Feu M. Jourdain m'en a dit autant.

§. 4. *Remarques critiques.* J'ai tenté, un assez grand nombre de fois, ces diverses prothèses, et sur des sujets de 16 à 40 ans : je n'ai pas toujours eu lieu de m'en louer : or mon zèle pour la propagation de ces moyens s'est insensiblement ralenti ; voici ce que j'ai remarqué à ce sujet. 1°. Chez quelques personnes, il n'y a point assez de réaction vitale pour attirer les sucs osseux qui en se répandant dans les petites *coches* qu'on fait à la racine de ces dents sèches ou fraîches, sont les agens de coaptation; 2°. La sensibilité nerveuse de divers individus est si grande, que la présence d'un corps étranger dans l'alvéole, y fixe une douleur intolérable, nécessitant l'évulsion définitive. 3°. Plusieurs chez lesquels les organes se sont affermis, ont été en même-tems incommodés de fistules qui ont fini par dévorer l'alvéole et les gencives. 4°. Enfin parce que quelques-unes de ces dents qui s'étaient d'abord consolidées, ont été détruites par l'absorption, comme l'a fait graver Fox (1).

La *fig.* 128 représente une dent grande incisive et une conoïde qui furent enlevées par un dentiste de Lyon sur un jeune *savoyard*, et qui furent placées dans les alvéoles d'un négociant en 1794. Elles s'y consolidèrent parfaitement; mais un an après, elles changèrent leur couleur blanche mate en une teinte bleuâtre. L'année suivante les alvéoles devinrent le siége d'une irritation qui en détermina la perforation antérieurement. Alors il s'établit deux petits trous fistuleux: bientôt il en survint trois ou quatre qui communiquèrent les uns avec les autres par les fusées que le pus s'était pra-

---

(1) Natural History and deaseas of the Teeth.

tiquées dans l'épaisseur des gencives. Des fluxions répétées survinrent; les dents s'ébranlèrent, et la nature les expulsa. Les racines en étaient toutes rongées, et le périoste desséché: la mâchoire se nécrosa, et le malade ne guérit qu'après un traitement fort long et très-ennuyeux. Pendant le cours de l'affection, plusieurs des dents voisines de celles qui avaient été rapportées, s'ébranlèrent, et les deux plus proches de la centrale incisive succombèrent par suite de l'inflammation et de la suppuration qui s'étaient communiquées à leur périoste: de sorte que cette personne fut obligée de recourir à une pièce de quatre dents factices surmontées de feintes gencives; car un délabrement considérable était résulté de la destruction de tant de substances.

Or donc, puisque plusieurs faits nous apprennent que tout le merveilleux de ces opérations s'évanouit devant les chances à encourir, et qu'elles sont au moins douteuses, le dentiste jaloux de sa réputation, ne doit les entreprendre qu'après s'être mis à l'abri de tout reproche, en avertissant ses cliens des inconvéniens et même des dangers qui peuvent en résulter. Après qu'il en aura fait l'acquit de sa conscience, je pense que peu de personnes voudront s'y exposer. Ayant pratiqué sur

moi-même

moi-même une *replantation*, ainsi que je l'ai rapporté dans mon Traité de la deuxième dentition. De petites fluxions locales très-gênantes et par fois fort douloureuses, me reviennent de tems à autres sur cet organe: or j'en suis dégoûté pour mon compte. Cependant il est un cas où elle réussit assez constamment ; c'est celui dans lequel une dent a été ôtée par accident; quoiqu'elle fût parfaitement saine. Ainsi donc, tout bien calculé, à moins d'une circonstance semblable, il est préférable et plus sûr de rapporter artistement une couronne de dent, par le moyen d'un pivot, sur une racine solide, que de s'exposer à sacrifier cette précieuse ressource.

Voici néanmoins un fait qui mérite d'être mentionné.

Il y a un an qu'un jeune homme de vingt-cinq ans environ, et de bonne constitution, avait éprouvé plusieurs fluxions aiguës sur une incisive centrale de la mâchoire supérieure. L'examen des gencives fit reconnaître que le périoste de cette dent était dans un état d'inflammation chronique. Le moindre attouchement était fort douloureux, l'organe chancelait dans l'alvéole, de sorte que le malade voulut que l'évulsion en fût faite: cependant il désirait qu'il fût remplacé par un autre à *tenon*. Alors M. Delavigne, mon élève, exerçant à Rouen, imagina d'enlever la dent avec une pince, afin de ne pas fracturer l'alvéole; il en gratta le périoste qui se trouva fongeux : puis, ayant séparé la couronne qu'il rejetta, il remit la racine dans la place qu'elle occupait. Elle s'y consolida de telle sorte, que vingt jours après il fut possible de rapporter dessus une couronne factice au moyen d'un *tenon* qui jusqu'à présent a été fort solide, ainsi que j'ai eu lieu de m'en assurer par moi-même.

En profitant de cette expérience, nous pourrions dans les cas de maladies du périoste qui nécessitent presque toujours l'évulsion de la dent malade, ne pas renoncer constamment à la ressource des coaptateurs, desquels je vais traiter dans le chapitre suivant, et dont les avantages sont si bien reconnus.

CHAPITRE III.

DES COAPTATEURS.

Considérations relatives à l'emploi des Coaptateurs.

Ces sortes d'agens sont au nombre des plus importans de la mécanique buccale; ils ont été indifféremment appelés par les dentistes *tenons* ou *pivots* : mais, attendu que ce sont des espèces de chevilles dont une extrémité est fixée dans la dent artificielle, tandis que l'autre entre dans la racine, je pense que nous pouvons sans inconvénient laisser le nom de *tenon* à la *tige*, et désigner, sous celui de *pivot*, la partie qui s'adapte à la pièce factice : une telle distinction servira à nous faire mieux comprendre des élèves. Ces *Coaptateurs* ne sont donc employables que si les racines des organes sont restées; parce que celles-ci sont des *supports* verticaux dont on peut tirer grand parti. L'application d'une dent à tenon exige plusieurs opérations, savoir :

1°. La préparation des racines lorsqu'elles sont intactes.

2°. La réparation de ces supports quand ils sont détériorés.

3°. La préparation des dents factices qui doivent y être appliquées.

A. Préparation des racines dans les cas ordinaires.

§. 1. *Section de la couronne.* Lorsqu'une partie de la dent est brisée ou dévorée par la carie, il est fort rare qu'il n'en reste pas quelques pointes qui débordent la gencive : en conséquence on les fait disparaître, soit avec une *lime batarde*, soit avec la *pince tranchante* (*). Lorsqu'il y a peu de choses à enlever, le premier instrument suffit; mais le second est préférable, toutes les fois qu'il s'agit d'abattre un quart ou un tiers de l'organe; parce qu'ainsi l'on abrège singulièrement l'opération. Cependant il faut bien se garder de vouloir couper tout en une seule fois ; car on donnerait une trop forte secousse à l'opéré, et d'ailleurs il n'est pas sans exemple qu'une racine se soit éclatée longitudinalement en essayant d'en faire la section. Ces désagrémens donnèrent l'idée à M. Ricci de faire usage d'une petite scie à bouche (**), cet instru-

(*) *Voyez* fig. 22.

(**) *Voyez* fig. 30.

ment, en pivotant sur son manche comme celui que les menuisiers appellent à *chan-tourner*, peut couper la dent en passant d'un côté, puis de l'autre, tout en suivant le contour de la gencive. Afin que la lame ne s'engorge pas, on la mouille souvent pendant l'opération.

Ce moyen expéditif qui n'a point encore été indiqué dans les ouvrages des dentistes, réunit tous les avantages possibles. Lorsque la scie n'a pas exécuté uniment la section, on achève d'enlever ce qui doit l'être avec la lime demi-ronde.

Dans leur état sain, les dents renferment un petit *ganglion* d'une excessive irritabilité; cependant cet organe se trouve quelquefois détruit, tandis que la dent se carie: ou bien il est envahi par la matière osseuse qui encombre peu-à-peu tout le canal dentaire chez les sujets âgés; quand il existe avec toute sa vitalité, l'organe ne peut être coupé qu'en plusieurs reprises, et même quelquefois après deux ou trois séances assez pénibles.

§. 2. *Destruction du ganglion central.*

Lorsque la couronne est abattue, la portion du petit corps qui reste dans le canal dentaire est très-sensible, il faut donc l'anéantir entièrement.

On emploie divers moyens pour y parvenir,

tels que, 1°. Une aiguille rougie qu'on enfonce rapidement dans la racine ; 2°. Un fil d'or ou un bout d'acier non trempé fait le même office à froid, le chirurgien le roule entre ses doigts afin de le faire pénétrer. Lorsque la capacité du canal le permet, il est bon de courber l'extrémité du petit instrument de manière à y former un crochet, attendu qu'en le faisant pivoter, le nerf s'y entortille, et on l'arrache sans grande peine ; 3°. On emploie dans la même intention une soie de sanglier : mais je préfère un fil de métal. Ces opérations demandent à être exécutées avec rapidité afin d'abréger le tems de la souffrance.

Chez les individus dont le centre des dents est presque obstrué, il est plus difficile de détruire la sensibilité, parce que le filet nerveux est tellement délié qu'il ne peut être aperçu : cependant, le moindre contact sur la racine cause une sensation des plus fâcheuses. On est obligé, dans ce cas, de faire, à mesure qu'on perce le trou, des applications répétées de quelque caustic puissant ; tels sont la *potasse*, le *nitrate* d'argent, etc.

J'ai été par fois obligé de prendre plusieurs séances pour en arriver là ; heureusement ces cas sont les plus rares : car dans la plupart de ceux qui se rencontrent, le canal est libre, et il ne s'agit que de l'élargir davantage, attendu que le *tenon* doit toujours être d'une grosseur suffisante pour résister à l'effort des dents opposées, sans quoi il plierait, et la dent factice se dérangerait de son aplomb.

§. 3. *Préparation du canal central.* Dans les divers Traités de l'art du Dentiste, on conseille d'*aléser* le canal de la racine avec un équarrissoir conique. Mais je répéterai ici ce que M. Miel, ainsi que moi, avons également observé dans le cours de notre pratique, que l'on doit rendre les canaux des supports, d'un diamètre égal dans toute leur étendue, parce qu'alors tous les points du coaptateur ne cessent jamais d'être en contact immédiat, même quand le trou venant à s'agrandir, ne permet plus qu'il tienne aussi solidement que lorsqu'il fut entré de force pour la première fois. En effet, il est facile de concevoir qu'une cheville exactement cylindrique sera bien plus difficilement déplacée, que celle qui étant pyramidale serait enfoncée dans un trou ayant également cette forme.

D'après ces remarques par lesquelles il est démontré qu'un coaptateur cylindrique ou *rectangulaire* est préférable, il faut employer, pour faire le trou, le petit perforateur indiqué *fig.* 18, sur lequel on monte un foret afin d'agrandir la partie la plus étroite du canal dentaire, puisque ce canal va en diminuant à mesure qu'il gagne le fond de la racine. Si l'on jugeait à propos de se servir d'un équarrissoir, il faudrait qu'il fût *prismatique*, attendu que par cette forme il ne s'engorgerait pas. Au reste, il est très-prudent de ne pas tremper les instrumens dont on se sert pour perforer ou élargir l'intérieur des *supports verticaux ;* parce que s'il s'y en cassait quelque peu, on pourrait l'ôter avec moins de difficulté.

Lorsqu'il n'existe point de motifs particuliers, on doit éviter de percer la voûte des racines, vu que cela peut causer des fluxions et déterminer des fistules, nécessitant par fois l'évulsion du support; c'est au dentiste à retirer fréquemment le perforateur, et à examiner avec la petite sonde indiquée sous le N°. 18 **, s'il a obtenu une profondeur suffisante. Le chirurgien doit soupçonner qu'il approche de la voûte, lorsqu'il commence à sentir une certaine résistance, ou que le foret se charge sensiblement d'un détruitus blanc. Je ne donne cependant point comme une règle générale et sans exception, la non-perforation des racines; je dois dire au contraire qu'on se trouve dans la nécessité de pénétrer dans l'alvéole toutes les fois qu'on a la certitude ou au moins de fortes présomptions qu'il recèle une collection purulente à laquelle il est urgent de donner issue sans faire l'évulsion du support. Je viens, à l'instant où j'écris, de recueillir une observation de cette nature, et elle est assez remarquable pour la mentionner ici. La personne qui en est le sujet est *strumeuse* et âgée de trente ans; elle est sujette à des engorgemens lymphatiques de l'intérieur des mâchoires, qui font que plusieurs de ses dents se sont ébranlées tout-à-coup à la suite de fluxions. Ayant reconnu quelle en était la cause, j'ai coupé à la scie deux de ces organes très-douloureux, au lieu d'en faire l'évulsion: j'en ai perforé les racines, et après avoir frayé une route à la matière purulente, j'ai rapporté des couronnes de dents à tenon, faites d'après un procédé dont nous aurons occasion de parler bientôt.

B. Préparation des racines lorsqu'elles sont détériorées.

§. 1. *Quand elles le sont dans une certaine profondeur, mais peu évasées.* S'il arrivait que l'entrée du support fût plus large que le pivot ne doit être gros en cet endroit, il faudrait, au lieu de grossir celui-ci, enfoncer de force, ou visser dans la racine, un tube d'or qui en garnissant le bord du trou, l'empêchât de s'agrandir davantage. Ce conseil donné par Maggiolo, est excellent ; mais pourquoi donc est-il si peu suivi? Il mérite cependant de l'être, sur-tout, dans les cas assez fréquens où des dents ayant été portées pendant un tems plus ou moins long, avec des tenons primitivement mal combinés, ceux-ci ont agrandi l'orifice du canal en forme d'entonnoir. Si, s'en rapportant à la solidité de la portion profonde du support, on néglige d'en réparer la partie dégradée, elle s'abîme de plus en plus ; les alimens s'y introduisent et y séjournent ; la gencive devient malade, et une odeur fort désagréable se répand partout où l'haleine du client s'étend (*V. fig.* 128).

Quelquefois cependant, au lieu que l'entrée seulement se soit évasée, le canal tout entier a acquis une capacité très-considérable ; de manière qu'il faut le boucher d'abord et en pratiquer ensuite un autre, ce qui constitue plusieurs procédés (*V. fig.* 129).

1°. *Obturation par les feuilles de plomb. Fauchard, Bourdet, Gariot, Laforgue* ont conseillé d'emplir le canal avec des feuilles de plomb qu'on tasse bien, et de faire ensuite un nouveau trou dans ce métal, au moyen d'un poinçon. Ceci serait bon, et même assez commode, si une feuille ductile roulée et plissée sur elle-même, n'avait l'inconvénient de laisser exister entre ses replis, des vides qui, tels médiocres qu'ils soient, peuvent cependant permettre à la matière provenant de la décomposition de la racine, d'y pénétrer et de *brûler* le métal; de sorte que peu de tems après l'avoir appliqué, il se résout en oxide noir, qui souvent même altère la couleur de la dent factice.

2°. *Obturation par du métal fondu.* Nous devons à M. Regnard (1) de nous avoir enseigné le moyen de plomber les racines avec un composé qui se fond à une température très-peu élevée, et forme, après le refroidissement, un corps fort solide dans le centre duquel on peut perforer un nouveau trou pour y introduire le tenon. On conçoit qu'il est essentiel de bien ruginer l'intérieur du support afin d'enlever toutes les parties en décomposition; il est très-bon même d'y pra-

(1) Fox en Angleterre, ainsi que plusieurs praticiens français, avaient essayé, il est vrai, d'employer pour plomber les dents, le métal fusible de Darcet, qui se fond dans l'eau bouillante : mais M. Regnard en a singulièrement augmenté la fusibilité en y incorporant depuis un 40e. jusqu'à un 10e. de mercure.

tiquer des inégalités ou crans, afin que le métal ne puisse tomber. Ces précautions étant prises, le chirurgien l'introduit ainsi qu'il suit: il en fait une cheville qu'il pousse dans la racine; puis, avec un instrument chauffé à la simple flamme d'une bougie, il en détermine facilement le ramollissement. Il en ajouté jusqu'à ce que le canal soit exactement rempli. La seule précaution à prendre, c'est de ne pas faire usage de plomboirs trop chauds; parce qu'il s'agit seulement d'attendrir le métal et non pas de le mettre en fusion complette; sur-tout lorsqu'on opère à la mâchoire cranienne. Ce moyen, néanmoins, n'est pas employable dans tous les cas : par exemple, quand l'entrée seulement est agrandie; car le plombage ne pourrait s'y maintenir par lui-même. Dans cette circonstance on enfoncera de force un tube qui s'avancera jusqu'au fond du support, et dont l'extrémité gengival sera relevée en rebord, afin qu'elle puisse retenir le métal fusible; ce procédé étant adroitement exécuté, est très-avantageux (*V. fig.* 130).

3°. *Obturation par du bois* (*V. fig.* 131). Bien que je conseille de recourir par préférence au métal de M. Regnard, je ne dois pas omettre d'indiquer un autre moyen d'obstruer une racine délabrée, moyen qui trouvera aussi par fois son application à l'exclusion de tout autre. Il consiste à la boucher avec une vis de bois de buis dans laquelle on percera un trou avec le petit instrument dont j'ai donné la description.

Voici comment il faut opérer : le dentiste nettoyera parfaitement le support, en ruginant exactement toutes les parties osseuses ramollies. Il y passera un gros équarrissoir triangulaire (*), et il tâchera de ruginer de manière à rendre le trou le moins cônique possible ; ensuite il en prendra le moule avec de la cire blanche qu'il y introduira de force : il lui servira de guide pour fabriquer un taraud d'acier à l'aide duquel il formera des crans dans l'intérieur de la racine : bien entendu que le pas en sera large et profond. Cette opération demande du soin et de l'adresse ; car il faut tourner et retourner alternativement la vis, afin de tarauder le support sans l'éclater. Après cette préparation il tracera une vis sur la cheville de bois dont j'ai parlé. Le pas sera semblable à celui du taraud. Il l'enfoncera dans l'endroit qu'elle doit occuper, ayant soin de visser doucement jusqu'à ce qu'il sente de la résistance, et comme on sait que le bois est susceptible de renfler dans l'humi-

---

(*) *Voyez* fig. 19.

dité, il le dévissera d'un demi-tour avant de couper l'excédent avec la scie; puis il perforera un trou central. La cheville semblera d'abord moins solide qu'elle ne devrait être; mais ce ne sera que pour quelques instans: car peu après, elle emplira parfaitement le vide. Cette dernière précaution est de rigueur; vu que si elle est négligée, le corps contenu venant à augmenter de volume, agira à la manière d'un coin, qui forçant contre les parois environnantes, pourra occasionner une fracture longitudinale.

Plusieurs dents que j'ai placées depuis plus de dix ans, d'après le procédé que je viens de détailler, sont encore aussi solides aujourd'hui qu'elles l'étaient au moment de l'application.

Obturation par le Caoutchouc. Ayant eu occasion d'observer que dans les canaux d'une médiocre largeur, les vis de bois dans lesquelles on perce un trou pour admettre le tenon, deviennent par trop fragiles, j'ai pensé que la substance ci-dessus remplirait mieux le but: en conséquence, après avoir préparé convenablement la racine, j'enfonce un tube d'or hérissé de hachures, dans du caoutchouc; je taille celui-ci avec un canif, et j'introduis ce petit appareil dans le support, au moyen du mandrin (*).

(*) *Voyez* fig. 19. ***

Remarques. Certaines racines laissent suinter de la sanie, dont l'écoulement étant empêché, détermine des fluxions et des fistules dentaires : lorsqu'on aperçoit qu'elles sont affectées de cette sorte de carie, loin de chercher à empêcher l'écoulement, on doit au contraire le favoriser, au moyen d'un coaptateur disposé à cet effet, et dont nous parlerons bientôt.

Quand, instruits par l'expérience, nous savons que les racines tendent continuellement à se détériorer, devons-nous attendre qu'elles soient entièrement délabrées pour les réparer? Ne serait-il pas mieux de prévoir qu'à la longue celles dont les trous ont de la disposition à s'agrandir, se détruiront promptement? Dans ce cas, ayons recours aux moyens qui, en garantissant les supports, assurent la solidité des coaptateurs; car si nous nous contentons de grossir ces derniers avec de la garniture putrescible, ainsi que l'on fait communément, le *support* dépérira rapidement; par conséquent, profitant de l'avis de Maggiolo, introduisons-y de bonne heure un tube de métal. Nettoyons donc bien le trou de la racine avec un instrument triangulaire; prenons ensuite un tube d'or ou de platine dont les parois soient minces, quoique résistantes; faisons-y quelques hachures avec un couteau, et enfonçons-le de force dans ce support. Le tube pourrait être ovale ou quadrilataire : on en serait quitte pour donner une de ces deux formes au trou qui le recevrait : ce qui serait exécuté avec de petites limes, ou bien à l'aide d'un burin coupant et fort délié.

Si on le peut, il est avantageux de placer un tube à vis, alors il n'est pas nécessaire qu'il s'accroche dans toute l'étendue du trou; il suffit qu'il prenne par trois à quatre pas.

Bourdet a dit que toutes les racines n'étaient pas susceptibles d'admettre des tenons, cela est presque vrai; cependant il en est beaucoup sur lesquelles, de son tems, on n'aurait pas pu en appliquer, que nous mettons à profit maintenant. Ainsi, depuis six ou huit ans, je fais porter à diverses personnes des pièces posées à tenon sur des racines de grosses molaires perforées au moyen d'un instrument combiné à cet effet (*), et qui est d'une extrême simplicité.

M. Le Blanc, habile ouvrier horloger, ayant vu chez moi le perforateur mentionné ci-dessus, a eu l'idée d'en construire un dont les poulies sont cachées dans la tige horizontale, qui est

(*) *Voyez* la fig. 18 *.

creuse

creuse à cet effet. (1) Je l'ai essayé : mais il m'a paru moins commode que celui que j'ai fait graver, parce qu'il est trop volumineux.

Ainsi qu'il est facile de le voir, l'artiste intelligent qui saura profiter des divers moyens que je viens d'énumérer, employera celui qui conviendra à chaque cas qui se présentera, et tirera un grand parti des racines, pour soutenir long-tems des dents factices, sans avoir recours aux *attracteurs*. Il ne s'agira plus que d'économiser ces supports; c'est-à-dire, de ne pas user de tous en même-tems.

C. *Préparation des dents destinées à être pivotées.*

1°. AVEC LES SUBSTANCES ANIMALES.

§. 1. *Manière d'asseoir la dent sur la racine.* Quand le support est disposé, le dentiste s'occupe d'y ajuster la dent qu'il a choisie. En conséquence, il en sépare la racine, ayant soin de suivre la ligne courbe du collet; après quoi il nettoye la cavité centrale de la couronne et il la bouche avec un petit morceau d'os

(1) Le méprisable Auteur d'une brochure qui vient d'être publiée, et qui est remplie de mensonges et de calomnies, s'est *sciemment* paré de l'invention de M. Le Blanc; ainsi que de diverses autres qu'il a puisées dans mon laboratoire.

taillé pour cela, et qu'il y enfonce à légers coups de marteau. Il présente l'organe dans la brèche, il examine s'il remplit toutes les conditions exigibles ; c'est-à-dire, s'il a des dimensions semblables à celles de la dent parallèle, si la nuance est exactement la même que celle des voisines dans le rang desquelles elle va se trouver etc. ; ensuite le client est prié de clore les mâchoires, afin d'observer si les organes opposés n'ont pas une disposition particulière à laquelle il faut se conformer; par exemple, s'ils ne viennent pas heurter les gencives près du collet des dents, ou bien si ces dernières étant déviées en avant, n'obligeraient pas l'artiste à faire subir quelques modifications à celles qu'il rapporte, telles que d'être plus minces, ou bien d'être avancées ou reculées, etc. Toutes ces choses reconnues, il s'occupera de mettre l'assise de la dent artificielle d'aplomb sur le support. Rappelons-nous donc que celui-ci a été limé en arc, ainsi nous taillerons l'assise de manière à lui faire décrire une arcade susceptible de s'y enclaver exactement, de sorte que la couronne rapportée puisse paraître sortir de dessous les gencives : mais pour obtenir que tous les points soient en contact, il est une précaution très-essentielle; mettez de l'opiat ou de la peinture rouge sur la surface visible de la racine ; présentez-y la couronne de la dent ; il s'y fait des marques qu'il faut limer jusqu'à ce qu'à force de répéter cette manœuvre, on soit parvenu à ce qu'un contact parfait soit établi.

§. 2. *Indication du point où doit entrer le pivot.* C'est une opération fort délicate que celle-ci, et elle demande une grande précision : car d'elle dépend la bonne ou la mauvaise situation de la dent rapportée. Il est donc fort important que le point précis auquel le pivot doit pénétrer, soit indiqué, afin d'y percer exactement le trou destiné à l'admettre.

M. Gariot a conseillé de rouler entre les doigts un petit morceau de papier ; de l'introduire dans la racine, de le couper à ras ; de l'imbiber d'un peu d'encre, et de présenter ensuite la dent dans la brèche. L'encre marque nécessairement un point sur l'assise : c'est-là qu'il veut que l'on perce. L'expérience apprend à se défier de ce moyen, dont cependant beaucoup de praticiens font usage ; mais de fausses indices en sont souvent le résultat : or, il en est un autre qui est bien préférable, et que voici : on étend une légère couche de cire à modeler sur l'assise ; on présente la dent à la racine ; on la fait glisser de tel sens qu'il paraît convenable pour qu'elle soit bien située : alors on l'ôte, et un petit tubercule de cire indique justement le point où elle doit être pivotée. Il n'est pas de meilleur procédé que celui-ci; il est d'une exécution prompte, sûre et facile : en conséquence, je crois qu'il peut être avantageusement substitué à tout autre. Au surplus, on ne le met en usage que dans les cas où l'assise peut couvrir entièrement le support, et nous verrons que cette disposition, quoique la plus ordinaire, ne se rencontre pas toujours.

Ainsi que je l'ai dit, il arrive fréquemment que l'artiste est obligé de placer une dent factice sur un *support vertical* dont l'entrée présente une grande excavation, mais peu profonde, tandis que le fond ne s'est guère élargi ; ce cas a lieu sur-tout lorsque l'organe a été mal adapté de prime abord, et qu'il s'est introduit des matières putrescibles au-dessus. Le métal qu'on essayerait d'introduire dans cette espèce d'entonnoir ne s'y maintiendrait pas : il faut donc que l'assise de la dent substituée porte un petit tubercule capable de la remplir sans y laisser aucun vide. (*V. fig.* 132). En agissant ainsi, on évite que l'haleine ne contracte de mauvaise odeur.

2°. Avec les matières semi-vitrifiées.

§. 1. *Pâte minérale.* En employant les compositions de M. de Chemant, il ne s'agit, car je dois le répéter ici, que de percer un trou, avant la cuisson, au point où doit être le pivot, ce qui demande une parfaite connaissance du retrait.

§. 2. *Avec les calliodontes.* Le dentiste n'a besoin seulement que d'user sur la meule le haut de ces sortes de dents, et quelquefois de les creuser un peu avec de petites meules montées sur le tour. En général, celles-ci sont plus aisément ajustées que les précédentes.

ARTICLE II.

Fixation du pivot des coaptateurs aux dents factices.

A. *Lorsqu'on fait usage de substances animales.*

Nous avons indiqué les divers moyens connus de préparer les trous des racines destinées à recevoir les tenons ; il vient d'en être de même de l'indication des points où les pivots doivent pénétrer dans les dents factices : maintenant nous examinerons les procédés suivis dans l'application de ces sortes d'agens.

Placer une dent à tenon est, dans le plus grand nombre des cas, une des opérations les plus simples de l'art du dentiste : cependant il se rencontre des circonstances difficiles dans lesquelles le génie de l'artiste se trouve singulièrement éprouvé.

Que la portion du coaptateur qui entre dans la dent artificielle et que je désigne sous le nom de *pivot* soit fixée à demeure, ou bien qu'on puisse l'en séparer à volonté, elle doit y être maintenue d'une manière solide. Pour cet effet, on lui a donné des formes, des directions et des dispositions assez variées; tantôt ce pivot a traversé l'organe de haut en bas, tantôt il a été rivé, d'autres fois vissé.

§. 1. Pivots traversans.

a. En cône renversé (*fig.* 133). D'abord on l'a fait entrer dans un trou rond qui partant de l'assise de la dent, allait s'ouvrir en arrière, et on l'y rivait: mais, afin qu'il ne passât pas de travers en travers, on avait soin de lui donner une forme pyramidale.

b. Pivot à épaulement (*fig.* 134). D'autres le limaient de manière à ménager un petit épaulement qui, en s'appuyant sur l'assise, empêchait qu'il ne pût s'enfoncer au-delà: il résultait de cette façon et de la précédente, que si on était obligé d'évider le talon de la dent, il n'y restait presque aucune épaisseur: ou bien le trou en s'agrandissant au bout de peu de tems, laissait d'abord tourner l'organe sur son axe, et il finissait par s'échapper à l'instant où le client s'y attendait le moins. Quelques dentistes ayant voulu parer à cet inconvénient, lui ont donné une forme quadrilataire applatie, ou même ovale.

c. *Pivot à extrémité recourbée.* Enfin plusieurs font une petite échancrure au talon de la dent, et au lieu de river le pivot, ils en courbent l'extrémité et la couchent dedans. Pour que ces diverses sortes de coaptateurs soient retenus solidement, il est nécessaire que les trous dans lesquels ils sont enfoncés présentent la forme d'un cône; parce que si cette partie vient à s'agrandir, on peut en resserrant la rivure du pivot, lui rendre une nouvelle fixité.

Quand la dent n'a pas été trop évidée, on peut espérer que l'une ou l'autre de ces méthodes sera sans inconvénient : mais quand les organes de la mâchoire opposée empêchent que le talon ne présente une certaine force, alors elles ne valent absolument rien.

d. *Allant se rendre à l'extrêmité tranchante* (*fig.* 135). Frappé depuis long-tems de cette vérité, je conçus l'idée de faire parcourir au coaptateur un assez long espace pour qu'il touchât beaucoup de points de résistance. C'est pourquoi je perçai un trou rond; je l'élaisé depuis la base jusqu'au bord tranchant de la dent: de sorte que je pouvais évider celle-ci en arrière, autant qu'il était nécessaire, sans jamais rencontrer la rivure ou le crochet par lequel j'empêchais le pivot de quitter l'organe.

Remarques. Comme les agens qui traversent perpendiculairement ont l'inconvénient d'agrandir les trous, et de permettre le balottement de la dent, on a imaginé de les embrocher par une goupille transversale; mais celle-ci ne remédie qu'imparfaitement aux désagrémens que je viens de signaler.

§. 2. *Pivots non traversans.* *a.* Divers artistes ont cherché à éviter ces défauts en perçant un trou qui ne traverse pas la dent; ils y enfoncent de force un pivot, lequel va jusqu'au fond: puis ils y mettent également une goupille horizontale; ce moyen est assez solide sur les incisives centrales et les conoïdes supérieures, parce qu'elles présentent de l'épaisseur.

b. Pivots à vis. Je me contentais de ces deux derniers moyens, lorsque quelques dents fabriquées en Angleterre me tombèrent dans les mains: le trou dans lequel était enfoncé le pivot n'avait pas d'issue par le talon, et quoique l'assise de plusieurs de ces dents fût très-altérée par l'action de la salive, cependant le coaptateur tenait encore très-solidement à ces organes; tellement même que voulant s'en séparer, je le cassai plutôt que d'y parvenir. J'examinai donc ce travail avec attention, et je reconnus que le pivot étant à vis et pénétrant à une certaine profondeur, il s'y rouillait en quelque sorte. Je me hâtai donc d'adopter ce genre qui mérite réellement la préférence sur tous les autres.

Le pas de la vis doit être large et profond. Il n'est point nécessaire pour enfoncer le pivot, de tarauder le trou qui doit le recevoir; mais il faut le mouiller, parce que le detruitus de la dent forme une espèce de limon qui maintient le tout très-ferme. Conformément à ce que j'ai observé précédemment en parlant des trous des racines, ceux qui admettent des vis doivent être cylindriques.

Remarques. Je terminerai ce détail par une réflexion importante, c'est que les dents de substances animales noircissent, si après avoir fait le trou, on ne le nettoye pas bien avec de l'eau propre, ainsi que le pas de vis du pivot: il faut aussi que cette petite cheville n'arrive pas jusqu'à la table émaillée antérieure, parce qu'elle fait ombre et on l'aperçoit au travers : si on embroche horizontalement le coaptateur par une goupille dite de sûreté, qui, je le dis en passant, nuit plutôt à la solidité qu'elle n'y sert, il faut avoir le plus grand soin qu'il ne reste point de limaille dans le trou.

§. 3. Cas particuliers.

a. *Pivots droits dont l'axe ne répond pas au centre du canal de la racine* (*fig.* 136). Il est certaines circonstances dans lesquelles la racine de la dent qui doit porter un tenon est située de manière à ce que le client, en fermant la bouche, touche ce support avec les dents inférieures, soit précisément sur le trou, soit même quelquefois en avant : de sorte qu'on ne peut adapter l'organe factice par aucun des moyens ci-dessus.

M. Laforgue a proposé celui-ci, de boucher le canal dentaire avec une vis de métal, et de percer un autre trou au-devant (*fig.* 137). On ne peut suivre cet avis que si la racine est fort épaisse.

b. *Pivots dont l'axe ne répond pas à celui des tenons* (*fig.* 138). Mon père imagina, il y a long-tems, d'employer des coaptateurs en manivelle, dont la partie horizontale est incrustée dans l'épaisseur de la racine; par-là ils ne pivotent point et les dents saillent autant que besoin est : ce moyen me semble préférable à celui de M. Laforgue; cependant il faut qu'il soit encore possible d'accorder à l'organe une épaisseur suffisante pour y percer un trou vertical : mais de tems à autres la dent ne peut en avoir qu'une d'environ deux fois celle de l'émail lui-même. Il faut donc recourir à un autre procédé.

c. *Pivot à plaquette horizontale* (*fig.* 139). Celui-ci a été encore indiqué dans l'Ouvrage de M. Laforgue. Il consiste à souder le coaptateur sur une petite plaque horizontale, et à ajuster l'organe sur celle-ci : on l'y fixe au moyen de deux goupilles perpendiculaires. Ce mécanisme trouve son application quand la dent factice peut encore conserver assez d'épaisseur pour admettre des chevilles d'or à dix-huit karats et de la grosseur d'une moyenne épingle, mais s'il ne peut en être ainsi, on employe l'armature suivante.

d. *Pivot à plaquette verticale* (*fig.* 140). On moule horizontalement une petite plaque sur la forme de la racine, on y soude le pivot, et on examine si les dents de la mâchoire opposée ne la rencontrent point lorsque la personne ferme la bouche : quand cela arrive, il faut user la plaque à l'endroit où elle est heurtée, ou bien on lime un peu la racine, afin de faire monter davantage l'armature. Cela fait, on courbe à angle droit la partie antérieure de la plaque; on examine encore si rien ne gêne : ensuite on abat toute la partie postérieure d'une dent, de manière à n'en réserver que la face antérieure, qui étant réduite à l'épaisseur d'environ un millimètre, doit être fixée contre la plaque verticale, au moyen de deux ou trois rivets à vis. J'ai dans ma clientelle quelques personnes qui n'avaient pu, pendant long-tems, porter de dents à tenon sur de très-bonnes racines, et qui présentement en ont de cette espèce, lesquelles tiennent fort bien et depuis plusieurs années.

B. Lorsqu'on employe les matières minérales.

§. 1. *Avec celles de M. de Chemant.* J'ai déjà enseigné ailleurs le moyen de placer les trous qui doivent recevoir les pivots, quand on fait usage de la pâte de cet auteur : je rappellerai donc seulement ici que devant être pratiqués avant la cuisson des pièces, et ne pouvant y être placés que d'après l'indication donnée par le modèle, il est fort douteux qu'ils se trouvent parfaitement d'accord avec l'orifice de la racine. D'ailleurs, il serait absolument impossible de placer une ou plusieurs dents de cette substance, montées à tenons, dans le cas que j'ai signalé à la section 3, *a*.

§. 2. *A la manière de M. Dubois*. Si on préfère se servir de pâte dans laquelle il n'entre point de potasse ou d'autres oxides qui ont la propriété de se combiner avec le platine, on pourra implanter les pivots dedans avant la cuisson : mais, je le répète, il est rare que ces sortes d'agens ainsi rapportés soient parfaitement bien situés.

§. 3. *Avec les calliodontes*. Si on a adopté le genre de travail de M. Fonzi, qui a indiqué de fixer à chaque dent isolée, un petit crampon de platine, on en est quitte pour y souder le pivot, avec de l'or qu'on fond à l'endroit de la réunion : puis on le courbe à la pince, afin de porter l'organe sur l'alignement des voisins, ce qui est fort avantageux : enfin si on veut qu'ils possèdent un talon, on le rapporte avec la pâte dont j'ai donné la composition.

ARTICLE III.

Fixation du Tenon *ou tige du Coaptateur dans le support vertical.*

§. 1. TIGE *hachée et entourée de garniture.* Maintenant parlons de la portion du coaptateur qui entre dans la racine. Quelle que soit la matière des dents factices, beaucoup d'artistes se contentent de donner au tenon une forme pyramidale ronde ou quadrangulaire, et ils le garnissent avec un peu de coton, de soie, de lin, de plomb, d'étaim, d'or en feuille, etc. Puis ils l'enfoncent de force (1), quelquefois en effet l'un de ces procédés suffit, et l'organe tient long-tems sans se déranger : mais dans le plus grand nombre des cas, les supports se détériorent au-tour des tenons, et la dent s'en sépare tout-à-coup, quand un moment avant elle semblait y être très-ferme.

J'ai dit en indiquant le moyen de préparer le trou des racines, qu'il était plus avantageux que les tenons fussent d'un diamètre égal dans toute leur longueur ; parce qu'une tige cylin-

(1) *Voyez* tous les Auteurs d'Ouvrages un peu considérables, tels que ceux de Fauchard, Gariot, Laforgue, etc.

drique ou rectangulaire, hérissée de hachures faites avec une lame de couteau, s'accroche de toutes parts, et n'est pas aussi sujette à glisser. Les espèces de griffes que détermine la percussion par l'instrument tranchant, sont donc bien préférables aux entailles pratiquées à la lime.

§. 2. *Tige maintenue par scellement.* Fauchard a conseillé de sceller les tenons dans les racines, à l'aide d'un mastic dont il donne la composition. Malheureusement l'expérience n'a pas justifié les qualités que cet auteur lui a attribuées (1).

§. 3. *Par une vis pratiquée sur la tige.* Bourdet indique deux moyens de placer des dents sur des supports verticaux; le premier qui consiste à fixer d'abord le pivot solidement dans la dent factice, et ensuite à visser le tenon dans la racine; mais tel bien exécuté que puisse être l'organe, il ne peut remplir diverses conditions essentielles qui sont: d'arriver juste pour coller contre le support et de manière

---

(1) Dans le cas où il n'y a aucun contact entre la dent factice et les organes antagonistes, je me suis servi avec succès de lacque fondue avec un peu de styrax. On en remplit le canal dentaire, et après avoir fait chauffer le coaptateur à la flamme d'une bougie, on l'enfonce dans le support.

à ce que la face la plus large se trouve précisément dans l'alignement convenable ; d'être toujours de la largeur des voisines et de former un arc qui s'accorde avec le feston de la gencive, etc.

Le second moyen qu'il propose est de placer d'abord la tige du coaptateur dans le support, en laissant excéder suffisamment le pivot pour qu'on puisse y embrocher la dent : on en courbe le bout dans une rainure qu'on a disposée à cet effet au talon de l'organe (*fig.* 135). J'ai fait plusieurs fois usage de ce moyen, et j'ai eu lieu d'en être satisfait ; il est vrai qu'il demande beaucoup de précision, et qu'il faut se garder de rompre le tenon en le vissant ; car il faudrait employer beaucoup de tems pour en débarrasser la racine.

Dans quelques cas on peut ajuster une dent comme le représente la *fig.* 141 ; c'est une modification avantageuse des pièces soutenues par des vis, ainsi que l'indique Fauchard. Fixez un organe mince à une plaque horizontale ou coudée ; pratiquez une fenêtre à cette plaque, et qu'elle réponde exactement au trou de la racine. Taraudez ce trou : cela étant disposé, mettez l'organe factice dans l'emplacement et maintenez-l'y en enfonçant dans le support une vis d'or dont la tête soit fendue pour recevoir le *tourne-vis*. Ce moyen est un des plus solides que l'on puisse employer pour les centrales incisives, les conoïdes et les bicuspidées. Il est une perfection qui en rend d'ailleurs l'emploi très-sûr; c'est de souder sur la plaque, ou d'enfoncer dans la dent elle-même un petit ergot qu'on loge dans un trou de foret que l'on pratique à quelqu'endroit de la racine: ainsi on empêche l'organe de tourner sur son axe: cet ergot peut être également appliqué aux dents montées avec des tenons ordinaires; pourvu que l'assise ait quelqu'étendue, ainsi que l'est celle des *bicuspidées*.

L'occasion de mettre ce procédé en usage se présente lorsque les dents d'en bas sont saillantes, et que bien que couchées en dedans, elles vont frapper la gencive.

§. 4. *Coaptateur à cliquet* (*fig.* 142). Maggiolo a décrit cette sorte de tenon qui est très-joli; mais qui présente le seul avantage de permettre qu'on ôte chaque jour la dent factice et qu'on la replace après l'avoir nettoyée. Il est fâcheux qu'en l'adoptant, on soit obligé d'introduire dans la racine un tube dont l'épaisseur exige d'en élargir considérablement le canal. C'est pourquoi je pense qu'on ne doit y avoir recours qu'après avoir posé des tenons ordinaires. Quoi qu'il en soit, en voici la description : on visse dans le support un tube cylindrique à parois assez épaisses pour que le canal puisse être rendu quadrilataire. La partie postérieure en est échancrée de manière cependant à ce qu'une certaine portion reste intacte inférieurement. Cela étant exécuté, on prend un bout de fil d'or *mé-plat* et à 18 karats, on le courbe au marteau afin de le doubler et en former une tige carrée. Vers le milieu de la branche postérieure, on pratique un cran, et au-dessous de celui-ci on la courbe à angle droit, enfin l'extrémité en est terminée par une petite échancrure. La branche de la tige qui est restée droite est enfoncée à vis ou de force dans la dent, dont l'assise doit présenter une gouttière antéro-postérieure, afin de loger la partie horizontale dont je viens de parler.

Ce genre de travail, assez minutieux, ressemble beaucoup à ces fermetures dites à cliquet qui servent à assujettir les bracelets aux bras des dames. Au reste, la figure ci-dessus représente exactement cet ingénieux coaptateur.

§. 5. *Tenon en antennes* (*fig.* 143). Il est une espèce de tige très-peu usitée, dont je ne connais pas l'inventeur, et qui est employable sur les fortes racines dans lesquelles on peut pratiquer un trou carré. Elle me paraît réunir l'avantage d'être solide, à celui de ne pas glisser facilement. Voici comment elle est faite : après avoir vissé ou fixé dans la dent factice un coaptateur d'or un peu récroui, on en lime le tenon carrément, de manière à ce qu'il remplisse exactement le trou qu'on a eu soin de préparer dans le support ; puis on scie verticalement cette tige dans toute sa longueur. Les deux parties s'écartent l'une de l'autre et font ressort, comme les antennes de certains insectes. Alors on en recourbe légèrement l'extrémité en dehors, et après les avoir rapprochées, on les introduit dans la racine. Avec cette variété de coaptateurs on n'employe pas de garniture, j'en ai fait plusieurs fois, et j'en ai été très-satisfait : mais, pour ménager la racine, j'y introduis un tube quadrilataire qui en garnit les parois. Ce procédé, tout en réunissant les mêmes avantages que celui qu'indique Maggiolo, est loin de présenter les mêmes inconvéniens ; puisque le trou du support n'a pas besoin d'être beaucoup plus large que pour un tenon simple.

§. 6. *Tenons subériques.* M. Ricci, peu de tems avant de cesser l'exercice de sa profession, a communiqué à la société d'émulation, une nouvelle espèce de tenon compliqué, et qui a été reconnu bon par les savans qui composent cette compagnie.

J'ai dit que le canal d'une racine ayant porté long-tems une tige cônique garnie avec des fils putrescibles, finit par s'agrandir considérablement, et j'ai indiqué le moyen de réparer ces racines : mais M. Ricci, au lieu d'user d'une vis de bois, a proposé de rapporter à une dent factice un tenon ordinaire, auquel il formait des *crans*, et il l'enfonçait dans un bouchon de liége sain, qu'il taillait de la même forme que le trou. Il épatait au marteau le sommet de ce pivot, afin de retenir le liége. Si on voulait assurer davantage cette rivure, il faudrait placer entre elle et le bouchon un petit œil de métal : alors le travail n'en serait que mieux. Le tenon ainsi garni doit être enfoncé de force dans le support, dont on peut enduire les parois avec une dissolution alcoolique de résine de gayac. Le peu d'humidité qui existe dans la racine, ou même celle des parties environnantes suffit pour faire gonfler le liége qui d'ailleurs est naturellement élastique : en conséquence tous les petits crans formés d'une part sur la tige et de l'autre dans le support à l'aide d'un taraud s'en emplissant, l'effet d'une vis a donc lieu, et on ne peut détruire la coaptation, même par une forte traction exercée sur la dent factice.

Voulez-vous ajouter un double moyen de solidité au mécanisme, soulevez un peu le repli que forme la gencive vers le collet de la dent, percez avec un foret très-fin un trou antéro-postérieur qui traverse à la fois, le bas de la racine, le liége et le pivot, et enfoncez-y une goupille d'or. Assurément, si ces diverses choses ont été bien exécutées, rien ne pourra s'introduire entre les pièces de l'appareil.

§. 7. *Tenons ligneux.* Quelques dentistes ont employé des tiges de bois de buis (1) dans la même intention que M. Ricci : mais comme elles n'étaient point taillées en vis, elles ne remplissaient que très-imparfaitement les conditions, aussi n'en use-t-on guère. Au reste, c'est aux artistes à juger si le tenon subérique est préférable à la vis de bois dont j'ai fait mention précédemment, ou au caoutchouc tubulé que j'ai également indiqué.

§. 8. *Tenons forés.* J'ai dit, dans un autre lieu, que de tems en tems le chirurgien rencontre des racines par le centre desquelles il s'écoule habituellement un peu de sanie qui vient de l'alvéole, et qu'il serait dangereux d'y retenir ; en conséquence, il faut que le coaptateur soit foré centralement, afin de laisser une issue à l'écoulement : mais au lieu de percer cette tige au foret, ce qui demanderait

---

(1) M. Laforgue les a indiqués dans son Traité.

beaucoup de tems, il vaut mieux faire un bout de fort tube, dans la filière; on en soude la jonction, et on le visse à la dent qu'on veut rapporter, de manière à ce qu'il forme un tenon. Cela étant fait, on passe un foret mince par le sommet de ce tube, et on perce la dent de manière à ce qu'il existe au talon, un petit trou par lequel la sanie puisse s'écouler dans la bouche.

Si le canal du support était très-étroit et qu'on ne voulût pas l'élaiser afin d'y introduire un tube à parois assez épaisses pour supporter d'être taraudées en-dessus de la partie qui doit être fixée à demeure dans la dent factice, il faudrait recouvrir cette extrémité d'un petit *manchon* métallique que l'on souderait avec précaution; alors on aurait acquis un surcroît d'épaisseur capable de supporter le pas de vis.

Au reste, les cas dans lesquels on se trouve obligé d'avoir recours à ces sortes de tenons, sont heureusement assez rares: néanmoins, il était essentiel qu'ils fussent indiqués ici; car j'en ai rencontré plusieurs qui avaient forcé le client de renoncer à porter une dent à *coaptateur*, quoiqu'il eût une très-excellente racine.

On présume qu'on aura besoin d'employer un tenon foré lorsque le petit instrument avec lequel on nettoye le centre du support, ramène une sanie abondante, très-*ammoniacée*, et tirant sur la couleur brun marron. Si, malgré cet indice, on persiste à vouloir employer le tenon plain, alors il surviendra des fluxions opiniâtres qui finiront par établir des fistules et par ébranler les racines.

Remarques. Au résumé, la diversité des formes des tenons employés par tant de dentistes, est une preuve certaine que ce genre de travail présente plus d'une difficulté à surmonter, et la plus grande est certainement d'éloigner la destruction de la racine, et d'y remédier lorsqu'elle a lieu.

Doit-on ôter les dents à tenon pour les nettoyer? Pourquoi le faire, si elles sont parfaitement ajustées d'après les règles tracées ci-avant?

Toutes les fois qu'on déplace un organe qui tenait solidement, il reste autour du coaptateur une légère partie de la racine, elle s'use donc peu-à-peu. D'ailleurs, tant que l'agent de réunion est ferme, il ne peut s'y introduire de corps putrescible : par conséquent, il est inutile de rien déranger. C'est par cette raison qu'il faut garnir la tige avec des substances aussi peu altérables que possible; tels sont des feuilles de métal, des petits copeaux de bois de buis, etc.; et exclure la soie, le chanvre, le coton dont tant de personnes font usage.

Mais une chose fort essentielle pour la durée des racines qui supportent les pièces factices antérieures, et aussi pour celle des travaux eux-mêmes, c'est que les dents de la mâchoire opposée ne heurtent nullement celles qui sont rapportées; il faut donc les évider suffisamment pour qu'il n'y ait pas de contact où battement oblique. Si ce précepte est suivi avec exactitude et que néanmoins il puisse exister encore une certaine épaisseur de matière, on peut être certain du plein succès de l'opération.

On tire souvent parti des tenons pour soutenir un dentier d'une grande étendue, et on peut en mettre plusieurs sur une même pièce: le tout est qu'ils soient si bien placés, qu'ils répondent exactement aux orifices des supports afin qu'ils n'arc-boutent point les uns contre les autres. Cette dernière condition est cependant assez difficile à remplir, attendu la divergence des racines des dents: c'est donc à l'artiste de choisir celles qui lui offrent le plus de chances favorables, ayant toujours soin de se ménager des ressources pour l'avenir; c'est-à-dire, car on ne saurait trop le répéter, de ne point user de tous les bons supports à la fois.

Souvent un tenon ou un foret casse dans

une racine, de sorte que l'on ne peut en remettre un nouveau qu'en ôtant le corps étranger, ou en forant un autre canal à côté de celui qui est occupé.

Si la tige est mince, on a la ressource de percer de chaque côté un petit trou avec une aiguille adaptée au perforateur; ainsi on va en gagner le dessus: alors avec une pointe d'acier recourbée en crochet, et qu'on enfonce d'abord dans un de ces trous, puis dans l'autre, on ébranle et on parvient à extraire ce qui nuit. Mais s'il n'est pas cassé trop avant, et que l'embouchure du support présente la forme d'un entonnoir, on peut le saisir avec une pince bien trempée, dont le bec soit effilé et garni de petites griffes (*).

M. Miel, auquel l'Art du Dentiste doit plusieurs écrits remplis d'observations intéressantes, a imaginé, il y a déjà quelques années, un moyen très-ingénieux d'extraire les tiges cassées profondément dans les supports.

Pour y réussir, il y a construit un petit trépan dont le centre est tubulé afin d'embrasser le tenon, et dont les parois très-minces, sont terminées par des dentelures, parce qu'à

---

(1) *Voyez* fig. 25.

l'aide de la rotation qu'il imprime à cet outil fixé sur un manche, ou ajusté au perforateur à racines, il détruit la garniture qui environne le coaptateur : mais on sent bien que pour qu'il puisse être mu facilement, celui-ci doit être cylindrique, et que l'extrémité rompue a besoin, si elle est en bec de flûte, d'être ramenée à un plan horizontal ou sphéroïde.

En conséquence, à l'aide d'un foret dont le sommet décrit un croissant, on lui donne la forme désirable. (*Voyez la fig.* 18.)

CHAPITRE IV.

DES COMPRESSEURS.

Considérations sur ce genre d'agens ou opérateurs mécaniques.

Si on ne perdait jamais que les couronnes des dents, et que les racines restassent toujours fermes dans les alvéoles, la prothèse dentaire n'offrirait qu'un petit nombre de difficultés à surmonter; mais il est loin d'en être ainsi; l'évulsion de ces organes ravit aux artistes la faculté d'user des tenons; de sorte qu'ils sont obligés de soutenir leurs pièces artificielles par d'autres moyens. Dès-lors il s'établit une nouvelle série de combinaisons : car il ne suffit pas que les dents soient bien imitées et solidement fixées sur des montures plus ou moins ingénieusement imaginées; il faut encore qu'en s'accordant aux emplacemens qu'elles occupent, elles ne puissent nuire en rien à la solidité des organes qui en sont les soutiens.

Les compresseurs doivent donc être considérés comme deux puissances mécaniques d'égale force, agissant en sens contraire, de manière à établir l'équilibre parfait.

Il y a des compresseurs qui ne tendent à imprimer aucun mouvement au corps qu'ils embrassent, et ceux-ci sont réellement *inertes*, telles sont les coulisses prises à même les pièces d'os.

Il en est qui jouissent d'une faculté obtuse d'imprimer un mouvement. Tels sont les doubles lames d'or ou de platine non récrouies, et qui cèdent en partie à la résistance que les supports leur opposent.

Enfin il y a des compresseurs contractiles, qui agissent plus ou moins fortement sur les supports, soit pour fixer un dentier, soit pour le rapprocher plus ou moins exactement des gencives.

Les dents sont les supports naturels des compresseurs, comme les racines sont ceux des coaptateurs.

§. 1. *Compresseurs inertes, ou coulisses en lames osseuses.* Ainsi que les pièces de grande étendue, les petites peuvent se maintenir à la mâchoire diacranienne, sans qu'il soit nécessaire de les lier aux organes voisins: il ne s'agit donc que de les disposer à cet effet, en pratiquant une *coulisse* à chacune de leurs extrémités.

Les personnes qui ont l'habitude de porter des travaux de cette façon, les préfèrent à tous les autres, et réellement, lorsqu'il est possible de les appliquer, on ne doit jamais en manquer l'occasion : car ce moyen est précieux, étant combiné d'après les principes suivans : la pièce doit entrer dans la brèche sans forcer sur les dents latérales; attendu que si elles en étaient poussées comme par un coin, elles s'écarteraient nécessairement, et bientôt le travail deviendrait trop étroit; or, si celui qu'on y substituerait par suite, avait le même défaut, le client finirait, après avoir perdu de proche en proche tous les petits os avoisinans, par être privé en très-peu d'années, de meubles précieux que des mains habiles lui eussent indubitablement conservés.

Cependant, pour qu'un dentier à coulisses tienne solidement en place, il faut qu'il presse sur les organes les plus proches: or, il est un moyen certain qu'il remplisse cette condition, c'est de les lui faire embrasser dans plus de la moitié de leur épaisseur : ainsi ces supports seront *comprimés* d'avant en arrière, comme ils le seraient par une *pince*.

C'est sur cette règle de mécanique, dont nous ne devons jamais nous écarter, que nous pouvons fonder la base de ce genre de fixation;

et toutes les fois que nous ne pourrons en faire d'heureuse application, il faudra absolument y renoncer et recourir à un autre.

Une dent à coulisses ne doit pas toujours être de la largeur de la brèche qu'elle est destinée à boucher, parce que souvent celle-ci est fort grande, tant par la perte de l'organe, qu'à cause de la séparation qui existe naturellement entre chacune de nos dents : enfin parce que les voisines peuvent être déviées. Les pièces propres à remplir l'espace seront donc sculptées d'après les idées suivantes. Supposons qu'il n'y ait qu'une seule dent à remplacer (*fig.* 144), nous incrusterons un morceau d'hippopotame émaillé sur le modèle, de telle manière qu'il n'y ait aucun balottement; nous l'essayerons et le corrigerons sur la bouche; de cette manière nous aurons fait un très-large organe, d'autant plus disparate avec les voisins, que les bords de la coulisse en auront encore augmenté la largeur. Cependant un objet de cette dimension qu'on placerait, par exemple, au milieu de trois petites cunéiformes serait ridicule : voici donc ce que nous ferons pour le réduire à la grandeur naturelle. Nous pratiquerons de chaque côté un renfoncement vertical, de manière à enlever toute la partie émaillée : ainsi la façade de la dent se trouvera ramenée au diamètre transversal des autres.

Mais, quoiqu'il soit mieux de ne remplacer que le nombre de dents qui manque, néanmoins il y a des cas où il est absolument nécessaire d'en marquer deux où il n'y en a réellement qu'une de moins : cela arrive principalement chez les personnes dont ces os présentent naturellement ou accidentellement de grands intervalles (*V. fig.* 145). Ici il serait inutile de tenter de remplir la brèche par une seule dent, puisqu'on ne pourrait la réduire convenablement : il vaut mieux en faire deux un peu plus étroites que leurs voisines ; car de deux défauts, le moins apparent est toujours le moins ridicule.

D'après ces généralités, il ne nous reste plus qu'à examiner l'emploi des coulisses sur les diverses substances, soit animales, soit minérales.

§. 2. *Prises à même les pièces, soit en hippopotame, soit en dent de cheval ou de bœuf, soit en pâte minérale de M. de Chemant* (*V. fig.* 146). Si on se sert d'une de ces matières dont il est fort aisé de composer plusieurs dents d'un seul morceau ; on pratique à chaque extrémité une espèce d'enclavement, lequel passant en arrière et en avant de l'organe qui suit le travail, le recouvrira le plus possible : car plus les ailes de la coulisse auront d'étendue, moins il sera susceptible de vaciller.

§. 3. *En dents humaines.* Une seule dent de cette espèce peut être choisie parmi celles qui sont plus larges qu'il ne faut. Ensuite on la creusera verticalement sur les parties latérales, soit avec une lime rude ou avec les petites meules du tour à graver. Je signale ce travail comme vicieux, parce qu'il ne peut remplir toutes les conditions exigibles, et je ne le tolérerais que si les dents existantes étaient fermes, et que la série en fût restée complette au-delà de celle qu'on rapporterait.

ARTICLE II.

Compresseurs en lames métalliques non contractiles.

Le peu de solidité des ailes des coulisses prises à même les pièces, l'épaisseur souvent gênante qu'on est obligé de leur accorder, et enfin l'impossibilité de leur donner toute l'étendue désirable, a fait recourir à celles que nous allons mentionner, et qui tantôt sont appliquées immédiatement aux dentiers par le

moyen

moyen de goupilles ou de rivets, et tantôt sont soudées à l'extrémité de l'armure destinée à porter les organes. Quelquefois ces ailettes non élastiques peuvent être faites de fil rond ou mé-plat, mais toujours présentant une résistance suffisante.

M. de Chemant, qui le premier les a fait graver dans un opuscule dont il a publié plusieurs éditions en Angleterre (1), les a-t-il imaginées ou les avait-il rencontrées lui-même dans la pratique? Je ne puis affirmer ni l'un ni l'autre.

§. 1. *Fixées immédiatement aux dents animales* (*fig.* 147). Si on veut adopter l'espèce d'agens métalliques qui forme un emboîtement embrassant les dents voisines, on peut se servir d'une lame d'or ou de platine large de deux à quatre millimètres, et la clouer tout uniment sur chacune des faces latérales de la pièce; mais ce travail est vilain; en conséquence, il est aisé de la courber en cercle et de la fixer sur les côtés, soit à goupilles transversales, soit à rivets vissés. Pour fixer ces sortes de compresseurs (*et même ceux dont nous parlerons plus loin*) à un dentier où sont figurées des

(1) Dissertation on artificial Teeth, *London.*

molaires en hippopotame, il est facile de souder en travers, un fil d'or d'un tiers de ligne de diamètre, sur une petite plaque de même métal ou de platine. On incruste celle-ci sur le côté de la pièce dans l'épaisseur de laquelle on a eu soin de pratiquer un enfoncement crucial qui puisse loger et cacher le mécanisme. Deux pointes enfoncées à vis, et rivées ensuite, sont le moyen de coaptation (*). Ces agens étant très-visibles, ne sont guère susceptibles d'être employés que sur des supports fort reculés; alors on peut en rapprocher sur place les deux ailes avec la pince à long bec recourbé.

§. 2. *Avec addition de ligatures* (*fig.* 148). La ductilité du métal qu'on employe présentant l'inconvénient de permettre aux lames de s'écarter facilement l'une de l'autre, la pièce devient promptement vacillante, et tomberait même, si elle n'était soutenue que par elles, sur-tout à la mâchoire supérieure : en conséquence, afin d'en assurer le rapprochement constant, on y perce des trous dans lesquels on passe des liens ou des vis, qui sont des agens accessoires dont un artiste intelligent peut tirer grand parti.

(*) *Voyez* fig. 23.

§. 3. *Application d'ergots étroits antérieurement, et des lames larges en arrière* (*fig.* 149). Puisque les lames présentant quelque largeur ont l'inconvénient d'être aperçues lorsqu'elles recouvrent la face labiale des dents antérieures, il est mieux de les réduire en façon d'éperons, lesquels se cachent facilement sous le repli des gencives. Alors il faut les composer de petits bouts de fil d'or enfoncés solidement à vis dans des trous pratiqués à cet effet : quant aux lames postérieures, elles pourront être larges d'environ deux millimètres, et on aura soin qu'elles embrassent bien la face linguale des dents voisines. Pour fixer ces dernières à un dentier, il faut y percer deux trous au milieu, qui admettront deux rivets enfoncés à vis derrière l'organe.

§. 4. *Fixés aux extrémités d'une armature, ou à celles d'une pièce de porcelaine* (*Voyez fig.* 150). Si une barre, une bande, ou une plaque estampée est destinée à supporter des dents animales, et qu'on veuille en garnir les extrémités de compresseurs non élastiques, il ne s'agira que de les souder solidement à ces divers genres d'armatures : après quoi on montera les organes.

Quand les pièces sont d'un seul morceau de porcelaine préparée de manière à pouvoir recevoir le coup de feu de la lampe, et qu'on a eu soin d'y piquer avant la cuisson, de petites pointes d'attentes, on pourra y souder immédiatement les lames.

§. 5. *Compresseurs mixtes, dont un à verrou métallique* (*fig.* 151).

Première espèce. Lorsqu'une brèche semblable à celle que représente la *fig.* 56, doit être bouchée, il faut composer une pièce ainsi qu'il suit : sculptez un morceau d'hippopotame de manière à ce qu'il entre dans l'emplacement, d'avant en arrière; rapportez à la face labiale deux petites anses qui recouvrant une rainure horizontale, ne débordent pas l'épaisseur du dentier lui-même : il en résultera un canal quadrilataire dans lequel il sera facile de glisser une barre de même forme, qui aura assez de longueur pour s'appuyer contre plusieurs dents. Lorsqu'elle sera en position, on en recourbera un peu une des extrémités en forme de crochet, qui étant caché dans l'interstice de deux dents, empêchera cette sorte de verrou de se déranger.

Deuxième espèce (*fig.* 151 *). Le travail précédent offre ce désavantage que le dentiste seul peut le déplacer; en conséquence, je préfère celui-ci. Je fais un dentier d'après le moyen ci-avant décrit : ensuite je fabrique une plaque de platine qui s'étendant au-delà de la brèche, la dépasse de l'étendue de deux ou trois dents de chaque côté. Dans le milieu de la face labiale de cette plaque, je rive d'abord et je soude ensuite deux petits tenons applatis; ils entrent juste dans des trous horizontaux pratiqués postéro - antérieurement à la face linguale de la pièce. Deux autres trous verticaux qui traversent là, sont destinés à recevoir une goupille en forme d'anse, qui imitant un double verrou, empêche l'armature de quitter le dentier. La branche horizontale de la goupille doit être logée dans une échancrure pratiquée à cet effet en arrière. Lorsqu'on veut déplacer la machine, on enlève cette goupille avec l'ongle.

ARTICLE III.

Compresseurs élastiques simples.

§. 1. ARMATURE *élastique* (*fig.* 152). M. Laforgue a décrit dans son Traité de l'Art du Dentiste, 2e. édition, une pièce à plusieurs brèches, dont l'armature est simplement un fil d'or à 18 karats, contre lequel sont soudées autant de plaquettes qu'il y avait de dents de rapportées : ce fil décrivant une portion de cercle, devait nécessairement jouir d'un certain dégré d'élasticité ; il dit donc que M. Gardette, de Philadelphie, fait usage de ce moyen quand il peut l'employer. J'avoue qu'au premier abord il semble être très-avantageux : mais l'expérience d'accord avec le raisonnement, apprend à s'en défier; en effet, cette pression dilatatrice tend à écarter les supports, qui bientôt cédant à l'effort constant du mécanisme, s'écartent, et le laissent choir.

§. 2. *Compresseurs élastiques en crochets* (*fig.* 153). Une des inventions les plus intéressantes pour les personnes qui sont obligées de recourir à la prothèse de quelques dents dont il ne reste point de racines, est l'emploi des crochets élastiques dont les dentistes les plus famés de France se servent presqu'uniquement aujourd'hui.

Il faut que les avantages qu'ils présentent, l'emportent de beaucoup sur tous les autres moyens, puisque plusieurs artistes ont, dans ces derniers tems, aspiré à la gloire de passer dans le monde pour les avoir imaginés.

Mais pourquoi ravir à l'auteur d'un procédé, le mérite de la découverte? C'est à feu Massé, de Versailles, que l'art doit d'avoir substitué les crochets dont il s'agit, aux ligatures dont on fait encore tant d'usage, malgré les inconvéniens qu'elles ont. Ces compresseurs sont en or à dix-huit karats (1) et quoique je les aie déjà fait graver dans mon Odontologie en 1815, ils doivent encore être le sujet de cet article.

Que les pièces artificielles soient composées d'hippopotame ou de pâtes minérales; qu'elles soient de dents humaines ou de calliodontes assemblées par une armature, elles sont susceptibles d'admettre ce genre d'agens, tant en est grande la simplicité.

Leur mécanisme repose sur le même principe que celui des précédens : c'est-à-dire qu'ils doivent serrer les dents sur lesquelles ils sont placés, de manière à ce qu'elles n'en soient tiraillées dans aucun sens : il faut simplement qu'ils suspendent la pièce factice. Si on n'a pas cette précaution, le crochet produit un effet semblable à un attracteur latéral, il monte dans la gencive, il déchausse et ébranle le support; il le couche de côté et en détermine aussi la perte.

Ainsi que les fils, les compresseurs dont il est question, sont susceptibles de couper les dents, si le client n'a pas soin de les faire

(1) Cet or seul est capable d'acquérir l'élasticité nécessaire.

resserrer de tems à autres : car s'ils exercent quelque frottement, ils usent nécessairement les corps qui en sont embrassés. On aura soin que le crochet accole la dent de support, de manière à se mouler exactement dessus, et à suivre le feston de la gencive, sans cependant la déchausser. Celui qui doit être fixé sur les conoïdes, sera étroit; celui qui entourera les bicuspidées, sera large d'une demi-ligne; enfin celui dont on environnera les molaires pourra avoir deux ou trois millimètres. Dans tous les cas, quelle qu'en soit la largeur, il s'appliquera bien à plat, de peur que les angles du métal n'offensent la dent.

§. 3. *Moyens d'assurer la parfaite coaptation du compresseur sur la dent* (*fig.* 154). Quand les supports sont fermes dans leurs alvéoles, et qu'ils sont garnis de gencive jusqu'au collet, les différens moyens qu'on met en usage pour appuyer sur eux les pièces artificielles, peuvent facilement être appliqués, attendu le peu de différence de grosseur qui existe entre la couronne et la naissance de la racine, vers laquelle le crochet doit être arrêté : mais lorsque les gencives étant retirées laissent une grande partie de la racine à découvert, alors la *conicité* ordinaire de celle-ci forme un obstacle d'autant plus grand à la fixation des pièces qu'elle est plus prononcée. En effet, le compresseur recourbé en anneau circulaire se resserre à mesure qu'il monte davantage; mais lorsqu'elle est beaucoup plus mince que la couronne, il est obligé de revenir considérablement sur lui-même : or, si son élasticité n'est pas suffisante, il ne la serre pas assez étroitement : il s'agit donc de remédier à cet inconvénient; et voici le procédé le plus simple qu'on puisse employer. On entoure d'un fil non putrescible la partie mince de la dent, de manière à la grossir d'autant qu'il est nécessaire, et afin que le crochet ne coupe pas cette garniture, on l'environne lui-même d'un peu de soie écrue, préalablement cirée, et détorse. Les pièces posées ainsi ne vacillent pas, et le brillant du métal étant effacé, personne ne peut apercevoir l'artifice.

Il m'est arrivé plusieurs fois de rencontrer des dents qui avaient été coupées et usées en partie par des ligatures mal combinées, de sorte qu'il eût fallu ajouter une grande épaisseur de garniture pour remplir la scissure. J'y ai obvié, en faisant un collier exactement moulé sur la portion de dent qu'il fallait grossir. Il s'ouvrait et se fermait à charnière afin de pouvoir le mettre et l'ôter : il m'a paru bon d'en émailler la face antérieure de la couleur des gencives (*fig.* 154*). Ainsi on grossit la racine d'une dent déchaussée pour la rapprocher de la forme cylindrique, de sorte que le crochet n'ait pas besoin de revenir autant sur lui-même.

Remarques. Les avantages des compresseurs élastiques sont très-grands, puisque par eux on peut placer et déplacer les dentiers très-facilement, et sur-tout très-promptement : alors les cliens les nettoyant chaque jour, ils ne contractent point d'odeur désagréable ; car il ne séjourne point en-dessous des particules d'alimens en décomposition : on ne saurait donc trop les recommander.

§. 4. *Fixation immédiate des compresseurs élastiques aux dentiers eux-mêmes* (*fig.* 155). Le moyen le plus simple d'ajouter un compresseur en crochet à une pièce de dents d'hippopotame, c'est de faire une vis à l'extrémité d'un fil d'un millimètre de diamètre. Après quoi on le bat avec un marteau afin de l'applatir. Ensuite on lui donne sur la bigorne le contour convenable. On peut ainsi fixer plusieurs crochets même sur une seule dent.

Si on désire les poser à une pièce faite en porcelaine préparée d'après mon procédé, on aura soin de disposer à chaque extrémité de celle-ci, un ou deux petits rivets auxquels on soudera d'abord une plaquette, qui à son tour sera utile pour reçevoir le fil de métal qui servira à former le crochet (*V. fig.* 155 *).

§. 5. *Fixation médiate des compresseurs élastiques aux dentiers* (*fig.* 156). Lorsqu'il n'est pas possible d'appliquer immédiatement, ainsi que je viens de le dire, un crochet à la pièce, il est un autre moyen que voici : c'est de souder le compresseur sur une plaque à laquelle on perce deux ou trois trous, et que l'on cloue à la face linguale du travail, au moyen de rivets. On ne peut en user d'une autre manière, quand on en adapte aux dentiers, à la façon de M. de Chemant; parce que ses compositions ne supportent pas impunément le feu de la lampe.

§. 6. *Fixation des compresseurs élastiques aux armatures.* 1°. PAR SOUDURE.

On réunit les crochets aux plaques d'or avec la soudure que j'ai indiquée, si la plaque est de ce métal; ou bien on en fond adroitement l'extrémité sur l'armature, si elle est de platine. Pour y réussir, on dirige un filet de *flamme* de la lampe, à plomb sur ce qui doit entrer en fusion, ayant soin qu'il ne s'étende pas au-delà, sans quoi on fondrait la tige du compresseur. Cette opération demande donc une certaine habitude; or si on craint de la manquer, on peut fondre d'abord un peu d'or à l'endroit où on veut souder le crochet; puis avec de la soudure d'or, on l'y fixe ensuite. Ces précautions ne sont pas à dédaigner, attendu que la soudure ordinaire ne réunit pas solidement l'or à 18 karats au platine; parce que fusant à une chaleur médiocre, elle ne pénètre pas suffisamment dans les ports de ce métal qui étant très-réfractaire, a besoin de se bien dilater; ce qui n'a lieu que s'il est fortement chauffé. Lorsqu'on ne suit pas le procédé que j'indique, le crochet est susceptible de se détacher de la plaque.

Veut-on adapter des compresseurs élastiques à une pièce de calliodontes : on passe juste dans les petits crampons qui sont fixés à leur face postérieure, un fil d'or qui étant laissé de longueur convenable, sert à la fois de monture et de moyen de fixation? On fait couler un peu de soudure sur chaque jonction, ou bien on soude du fil d'or aux extrémités de la barre de platine dont on se sert pour les réunir.

D'après ces données, l'artiste intelligent trouvera toujours quelque moyen d'ajouter des crochets à la pièce artificielle. On présente ensuite celle-ci sur le modèle, et avec la pince cannelée on fait prendre aux compresseurs le tour des dents qui doivent les supporter.

Attendu qu'il faut accorder toujours autant d'élasticité que possible aux agens dont il est question, et qu'on n'y réussit que par la percussion, il est bon de les souder un peu loin sur la plaque, parce que les environs de la soudure sont toujours plus cassans : ce qu'il est essentiel de prévoir quand il faut courber la branche d'un sens ou d'un autre.

2°. *Fixés aux Armatures* PAR RIVURE.

Comme les crochets peuvent se rompre accidentellement, je préfère quelquefois les river aux plaques plutôt que de les y souder ; ce qui facilite de leur donner beaucoup plus d'élasticité. Ainsi tantôt je me sers de fil assez fort pour pouvoir y pratiquer des trous capables d'admettre les goupilles (*fig.* 157) ; d'autres fois je préfère souder le crochet à une petite plaque solide (*V. fig.* 158) et percée de deux trous ; ceux-ci reçoivent de forts rivets d'or qui servent bien à réunir le tout. Ainsi fixés, les compresseurs sont moins susceptibles de se briser, et dans le cas où cela arriverait, il serait facile de les remplacer sans mettre la pièce au feu, ce qui souvent ne peut avoir lieu qu'après avoir démonté les dents.

§. 7. *Remarques.* Quelquefois le rapprochement des dents du client est tel qu'on ne peut introduire le crochet entr'elles, alors on pratique une séparation suffisante pour qu'il glisse librement.

Dans le placement des compresseurs, le dentiste doit avoir égard à la disposition de la denture et à la déviation des dents. Ainsi, dans l'application des dentiers soutenus sur des molaires supérieures, les crochets doivent être placés en dedans et cercler en arrière (*V. fig.* 159), parce que les dents de cette mâchoire divergent, pour aller rencontrer celles de la mandibule; cependant il y a quelques exceptions.

A la mâchoire inférieure, les dents convergent ordinairement : il est donc indispensable de les placer en dehors, et de les faire cercler en dedans (*fig.* 160). En suivant ce principe, les crochets sont plus fixes et moins exposés à se rompre; enfin les dents n'en sont point tiraillées.

Ainsi que le démontre la *fig.* 75, on rencontre des cas dans lesquels on est obligé de recouvrir, par une dent factice seule, ou jointe à une série d'autres, un organe dévié en dedans de la bouche. Dans ce cas, il vaut mieux s'appuyer sur l'organe mal rangé que sur ceux qui sont bien placés. En conséquence on soude un double crochet à la plaque de recouvrement, et on en entoure le support d'avant en arrière (*V. fig.* 161).

ARTICLE IV.

Compresseurs élastiques compliqués.

§. 1. CROCHETS *en lames étroites* (*fig.* 162). Le précieux moyen des crochets élastiques dont je viens de parler, était encore peu répandu lorsque M. Fonzi annonça à l'Athénée des Arts, qu'il en était inventeur. Je suis loin néanmoins de penser qu'il ait eu l'intention de s'attribuer une découverte qu'il n'eût pas cru réellement avoir faite : attendu que deux individus peuvent concevoir une idée semblable : mais, ce qui est certain, c'est que cet artiste a ajouté une perfection à ces compresseurs : elle consiste à donner à la branche terminée en crochet une certaine longueur qui permet de la faire serpenter en arrière de plusieurs dents, jusqu'à celle qu'il est préférable de choisir pour point d'appui ; mais cette branche parcourant un long espace, devenant très-flexible, et permettant d'ailleurs le mouvement circulaire du crochet sur la dent qui le porte, mouvement qui a besoin d'être empêché, on y réussit de deux manières ; savoir : 1°. En ajoutant au côté opposé de la pièce deux petits arcs qui forment un compresseur inerte empêchant seulement le balottement. (*V. fig.* 162 *). 2°. Par l'addition d'un éperon, suffisamment long pour se porter derrière la dent qui suit celle qui sert de support (*V. fig.* 162 **).

Un seul et même crochet peut être disposé de manière à serrer sur plusieurs dents. Ce genre trouve son application lorsqu'on remplace les quatre incisives inférieures, et qu'on veut en même-tems soutenir les petites molaires et conoïdes qui sont déchaussées (*fig.* 163).

§. 2. *Crochets en lames larges* (*V. fig.* 164). Les crochets quoique devant être faits, dans le plus grand nombre des cas, avec du fil d'or d'un millimètre environ de diamètre, battu au marteau afin de l'applatir; néanmoins on en compose aussi en lames larges de trois à quatre millimètres qui sont rendues assez minces pour avoir beaucoup d'élasticité, et qui peuvent serpenter de chaque côté derrière plusieurs dents. On doit préférer ceux-ci, toutes les fois que les supports sont déchaussés et vacillans, et qu'enfin les dents qui en servent sont des molaires non visibles en riant.

§. 3.

§. 3. *Compresseur à bascule.*

Au lieu du verrou dont j'ai parlé dans une des sections précédentes, et dans le cas où on ne peut rapporter le dentier que de devant en arrière, à cause de la convergence des dents, j'ai appliqué des compresseurs à bascule qui offrent des avantages marqués ; parce que si le dentiste les employe, le client peut défaire la pièce et la remettre très - aisément ; ce travail n'est pas fort difficile : il consiste à fixer solidement en arrière, avec un rivet solide, deux lames de la largeur d'un millimètre, auxquelles on fait décrire toutes les sinuosités des dents, en arrière desquelles elles passent : enfin on en rend élastiques les extrémités, à l'aide de la percussion : on leur fait prendre la forme d'un crochet afin que chacune puisse embrasser une des bicuspidées ou des premières molaires. On a occasion d'user de ces compresseurs toutes les fois que les dents du client ne sont point très - penchées en dedans de la bouche ; mais si elles étaient rangées très-irrégulièrement, au lieu d'employer des lames élastiques, on ferait usage de métal récuit contourné adroitement sur place ; enfin si le dentiste craignait que les ailettes ne se relevassent, il placerait un fil autour de la dent, au-dessus ou au-dessous du crochet.

§. 4. *Crochets à plusieurs branches étroites diversement placées* (*fig.* 165). M'étant quelquefois aperçu que les compresseurs décrits ci-avant ne remplissaient pas toutes les conditions exigibles, je me suis avisé d'en faire qui sont ainsi composés: une tige large d'un, ou même de deux millimètres, part du dentier, et va en serpentant s'étendre au-delà de la dent de support. Vis-à-vis de l'interstice où j'ai décidé de faire passer le crochet, je soude deux branches d'or applaties, et assez minces pour pouvoir être introduites dans l'espace naturel qui sépare les deux dents, ou que je forme à la lime, si la chose me paraît nécessaire; ensuite, je rends ces branches élastiques en les battant, et enfin je courbe en sens contraire chaque extrémité destinée à embrasser un organe. Ainsi elles deviennent à la fois congénères et antagonistes l'une de l'autre. Il est encore un moyen différent de celui-ci, et qui est de M. *Fonzi*; il consiste à souder sur la tige principale, deux ou trois crochets qui cerclant tous dans le même sens, embrassent autant d'organes qu'on le juge convenable. On peut en voir un exemple (*fig.* 166).

Enfin, toutes les fois qu'on n'en est point empêché par quelqu'obstacle, et que les compresseurs doivent être ajoutés à l'extrémité d'une pièce qui a assez d'étendue pour ne pas permettre qu'on aperçoive le mécanisme de fixation, on employe avec avantage deux crochets terminaux placés en sens inverse l'un de l'autre (*V. fig.* 167). Mais, pour cela, il est essentiel que les supports soient à-peu-près parallèles et perpendiculaires, sans quoi ces compresseurs se déformeraient et se relâcheraient promptement.

§. 5. *A doubles branches larges, ou dont une large et une autre pouvant être très-étroite* (*fig.* 168). Quoiqu'on doive faire usage des doubles compresseurs élastiques larges, toutes les fois qu'on pourra en tirer avantage, il est par fois indispensable de réduire la lame labiale à n'être qu'une bande fort étroite qui borde la gencive, sans cependant s'y enfoncer. C'est sur-tout lorsqu'il s'agit d'enclaver les bicuspidées, que cette disposition des doubles compresseurs est de rigueur.

§. 6. *Cas particuliers.* Quand il n'existe qu'une dent molaire seulement de chaque côté, et que celles de la mâchoire opposée se sont élevées dans la brèche formée par la perte des antagonistes, de manière qu'elles touchent les gencives, on est bien-aise de ménager les supports, et quelquefois même on se trouve empêché de pouvoir placer un travail qui ait plus de six dents d'étendue : or, il s'agit d'aller chercher les appuis, et de leur faire supporter un travail qui fatigue le moins possible les seules ressources qui restent au client.

Pour cela, on fait un dentier antérieur, de chaque côté duquel part une plaque horizontale, d'un métal récroui, et qui colle à plat contre les gencives; afin qu'elle ne puisse être aperçue, on en recourbe chaque extrémité pour former un point d'appui contre le support; un fil d'or légèrement applati, peut être avantageusement substitué à cette plaque. A l'angle que l'une ou l'autre décrit, est soudée une double aîlette verticale et élastique, formant une sorte de collier.

On sent qu'une pièce légère, ainsi arrêtée à une dent de chaque côté, peut rendre encore d'assez longs services, et j'en ai placé plusieurs qui n'ont nullement fatigué leurs soutiens; parce que j'avais eu sur-tout l'attention d'empêcher les organes antagonistes de tourmenter le travail (*V. fig.* 169).

Voici un autre cas qui se présente de tems en tems : il arrive quelquefois qu'une personne, dans le dessein de faire tenir plus solidement une dent à tenon, abuse de la garniture de soie ; celle-ci renouvelée fréquemment, se gonflant, ainsi que de raison, agit à la manière des coins, et elle éclate longitudinalement le support dont la portion antérieure perce la gencive et tombe après avoir déterminé la destruction de l'alvéole : néanmoins l'éclat postérieur de la racine continue d'adhérer fortement, au moyen du périoste : de sorte que si la personne ne peut se résoudre à le faire enlever, on est forcé d'avoir recours au procédé suivant, qui consiste à tailler une dent factice, ainsi qu'elle est représentée (*fig.* 170), sur laquelle on voit que la portion antérieure de la racine est conservée afin de pouvoir remplir le sinus formé par le délabrement du support ; mais cette partie doit être teinte couleur de gencive, après quoi on monte l'organe sur une plaque verticale à laquelle on soude des crochets élastiques qui vont embrasser les soutiens qu'on a choisis.

§. 7. *Combinaison des compresseurs avec les coaptateurs.* (*fig.* 171). J'ai rencontré des dents factices dont les tenons ne pouvaient plus se maintenir dans les racines qui les avaient supportées pendant un laps de tems plus ou moins long. Il devenait donc nécessaire d'avoir recours soit aux ligatures, soit aux crochets élastiques ; attendu néanmoins que près de la racine en désuétude, il en existait une autre qui n'avait pas encore porté de coaptateur, je m'y suis pris ainsi : j'ai soudé un tenon à une plaque sur laquelle j'ai monté une dent : mais comme il pouvait se faire qu'on aperçut le mécanisme, j'ai souvent trouvé avantageux de placer deux dents sur cette plaque.

S'il restait une bonne dent entre la racine détruite et celle dont j'avais dessein de faire usage, je montais l'organe factice sur une petite carcasse métallique à laquelle je rapportais une tige qui entrerait dans la racine à ce destinée; tandis que du côté opposé je soutenais la dent au moyen d'un crochet élastique.

CHAPITRE V.

DES ATTRACTEURS.

Considérations importantes (*fig.* 172).

Les *attracteurs* sont des agens mécaniques dont on faisait jadis un bien plus grand usage qu'aujourd'hui. Ce ne sont, à proprement parler, que des cordes que l'on retire des végétaux, des animaux ou du règne minéral : on les a donc désignés sous le nom de ligatures molles et de ligatures roides. Il est essentiel d'en avoir une provision des diverses sortes, parce que l'une convient dans un cas où une autre ne serait nullement applicable. Presque toujours ces agens opèrent un effort oblique et même quelquefois horizontal : au reste, ils exercent une *traction absolue*. Plus ces puissances agiront perpendiculairement, plus elles auront de force, plus elles s'inséreront loin de l'*appui*, et plus la portion de la pièce existante entre celui-ci et le point d'insertion sera considérable, plus la machine tendra à s'élever.

Si le poids ainsi mu presse trop le plan sur

lequel repose le travail, ce ne sera qu'au détriment des dents qui sont à la fois *appui* de la puissance et appui du fardeau. Si ces deux points peuvent être à quelque distance l'un de l'autre, comme quand les dents offrent des couronnes fort hautes, la puissance pouvant agir dans une ligne qui se rapprochera de la perpendiculaire, possédera une plus grande force; il est donc très-essentiel de combiner les pièces de manière à ce qu'en cédant à l'impulsion qui leur est donnée par les ligatures, elles ne déchaussent pas néanmoins les dents. Il existe un très-bon moyen pour atteindre cet heureux résultat, c'est de placer à l'extrémité du dentier un éperon qui en recouvrant un peu la face horizontale du support, empêche que le travail ne glisse le long de sa face latérale.

Pour maintenir une pièce par les ligatures, on y perce des trous disposés de telle sorte, que le fil tende à la rapprocher des gencives. La position et la direction de ces trous varient nécessairement suivant le genre de travail sur lequel on les pratique. Il est à ce sujet certaines règles dont il est avantageux de ne pas s'écarter; elles sont applicables aux compresseurs dont j'ai parlé précédemment, ainsi qu'aux attracteurs.

1°. Toute pièce artificielle ébranlera les supports, si elle n'est adaptée avec précision dans la brèche; c'est-à-dire, qu'elle doit s'y maintenir presque seule sans forcer néanmoins contre les parties latérales.

2°. Les dents de la mâchoire opposée ne doivent pas frapper obliquement les pièces, soit du côté des lèvres, soit de celui de la langue, parce qu'alors tout l'effort du lévier représenté par cette mâchoire, agissant sur la machine, se transmettrait nécessairement aux supports et ne tarderait pas à les faire succomber.

3°. L'harmonie entre les dents factices et celles qui appartiennent au client, doit être telle que les bicuspidées et les molaires rapportées tombent d'aplomb sur les antagonistes de l'autre mâchoire.

4°. Pour maintenir les pièces factices, il faut toujours choisir pour point d'appui les dents que l'on sait être munies de racines nombreuses et longues.

5°. Lorsqu'on en a la faculté, il vaut mieux faire supporter la machine par plusieurs dents, que par une seule.

Les ligatures ont le désavantage de pouvoir se rompre tout-à-coup: de ne pas permettre le déplacement et le replacement rapide du dentier. Malgré cela, il y a encore beaucoup de dentistes qui sont dans l'habitude de s'en servir à l'exclusion de tout autre moyen, tant la routine ou la paresse a d'empire sur les humains.

Je ne prétends pas cependant bannir entièrement les liens, à l'aide desquels on peut donner de la fixité aux pièces factices; mais dans l'intérêt de l'art lui-même et dans celui des cliens, il serait à désirer qu'on en limitât beaucoup l'emploi, et sur-tout qu'il fût bien combiné : enfin je dirai qu'il est des cas dans lesquels il est impossible de s'en passer.

Les ligatures sont, ou verticales ou latérales, ou compressives : enfin elles sont susceptibles d'être combinées avec les coaptateurs et les compresseurs; c'est ce que nous allons examiner dans les articles suivans.

ARTICLE II.

Attracteurs suspensifs verticaux.

C'EST une opération hardie, mais qui n'a rien de téméraire, que de maintenir un dentier contre l'arcade palatine cranienne, au moyen d'une ligature traversant antéro-postérieurement le bord alvéolaire. J'ai différentes fois rencontré des personnes qui se seraient volontiers soumises à cette opération, et j'en ai connu plusieurs sur lesquelles elle a été exécutée avec succès. J'en ai vu d'autres qui n'ont pas eu tant à s'en féliciter; mais jamais, quoi qu'on en ait dit, elle n'a occasionné le moindre accident marquant : en effet, la perforation de l'os n'est pas douloureuse, on n'est point exposé à rencontrer de gros vaisseaux, ou des rameaux nerveux importans, et la lésion qui en résulte est bien moindre que celle qu'entraîne l'évulsion de certaines dents. Quelqu'un l'a proposée dernièrement comme une chose nouvelle, il était grandement dans l'erreur; il y a longtems qu'elle a été exécutée pour la première fois, et qu'on l'a blâmée. Je ne la conseille point quoique j'aie la certitude et la preuve qu'elle peut être faite sans danger, en s'y prenant ainsi que je vais le dire, d'après un vieux et excellent praticien qui m'a fait voir deux de ses cliens qui ont des pièces ainsi soutenues depuis quelques années.

§. 1. *Procédé opératoire*. Le dentiste examine dans quel endroit le bord alvéolaire est le plus mince de chaque côté; s'il se trouve un lieu où il soit comme en couteau, il le préférera. Afin de ne pas s'exposer à pénétrer dans le sinus maxillaire, il percera le trou où était située une des bicuspidées, et seulement à trois lignes du bord. Un foret triangulaire et en forme d'équarrissoir, du diamètre d'une demi-ligne, servira à la perforation, qui s'exécutera au moyen d'un archet placé sur l'instrument (*fig.* 18). L'os maxillaire est percé assez facilement, et la douleur qui est légère se fait sentir seulement en traversant les gencives.

Le trou étant fait, on passe dedans *un petit tube d'or fin*. On en évase les deux ouvertures pour qu'il ne puisse se retirer ni en dedans ni en dehors, et c'est dans ce tube que l'on introduit la ligature *suspensive* qui ne doit être que médiocrement serrée, afin de ne pas exercer de traction sur le tube : car, il finirait par couper tout ce qui se trouverait situé au-dessous de lui. C'est ce qui arriva à notre praticien, la première fois qu'il employa ce moyen; c'est donc aussi l'expérience qui lui a enseigné à introduire des tubes dans les trous: les ligatures ayant aussi eu l'inconvénient de blesser les parties molles.

§. 2. *Remarques.* Si nous n'avions d'autres inventions, ou si la personne pour laquelle serait le dentier ne voulait pas porter une denture à ressort, je n'hésiterais pas à mettre ce moyen en pratique d'après les renseignemens que j'ai puisés touchant un procédé, qui est réellement plus effrayant que dangereux. Au reste, il est toujours bon de savoir que l'os maxillaire peut être impunément perforé dans quelques endroits, parce que dans le cas où un obturateur serait nécessaire et qu'on ne pourrait pas avoir recours à un autre moyen, on serait trop heureux de le soutenir de cette manière. Enfin, dans ce genre de fixation, on peut indifféremment faire usage de liens *mous* ou *roides*.

ARTICLE III.

Attracteurs latéraux.

§. 1. *Appliqués immédiatement aux pièces* (*fig.* 173). D'après ce que j'ai dit précédemment, la position de l'insertion de la ligature lorsqu'on employe les dents à coulisses, n'est point une chose indifférente : il faut toujours que les orifices latéraux des trous soient situés un peu au-dessus du niveau des gencives, à la mâchoire diacranienne, et au-dessous à la cranienne. Si on la place soit trop haut, soit trop bas, ou elle est visible, ou bien elle déchausse les dents qu'elle entoure : ainsi donc, ce n'est pas à tout hasard, qu'on doit percer les trous destinés à la recevoir ; le modèle est même rarement propre à guider dans cette opération.

C'est sur la bouche elle-même que l'on doit marquer avec un crayon le point d'où elles doivent sortir.

Fauchard a indiqué de perforer deux trous horizontaux et transverses dans lesquels passe une seule ligature formant un anse, et dont les deux bouts viennent se rendre de l'autre côté. Quelques dentistes ne percent qu'un trou, et passent le fil en double; la dent se trouvant ainsi suspendue comme sur un axe.

Ces deux moyens ne sont bons que si la pièce remplit bien exactement la brèche, sans quoi il y a tiraillement des deux supports l'un vers l'autre. D'ailleurs, lorsque l'artiste serre trop les fils, ils tendent à soulever les gencives.

Au lieu d'enfiler ainsi les pièces, on peut percer à quelque extrémité un trou d'avant en arrière, et passer les ligatures soit tout simplement dans ce même sens, ou bien en former un anse, comme l'a indiqué M. Gariot, dans son Traité des maladies de la bouche. Le procédé qu'il expose a le grand avantage de pouvoir former un anse, ainsi qu'un tour de fil à chaque dent de support, et par conséquent de fixer la machine bien plus solidement. Mais un défaut essentiel existe dans cette manière de percer les trous, c'est que l'artiste étant obligé de laisser une certaine force entr'eux et la base de la dent, ils sont souvent placés trop loin des gencives, ce qui permet d'apercevoir les liens ; on ne doit donc y avoir recours que dans le cas où pouvant être situés au niveau des chairs, il y ait néanmoins encore assez d'épaisseur en-dessus ou en-dessous pour que la pièce reste solide. Lorsqu'on voit qu'il ne peut en être ainsi, on doit forer obliquement et d'après la disposition que je vais tracer.

On marque antérieurement au crayon, les endroits où doivent passer les bouts du fil pour aller embrasser le collet des dents de support. On pratique quatre trous qui du niveau des gencives vont s'ouvrir en arrière du talon de la pièce ; ces perforations étant obliques, ont un orifice très-élevé vers la base, tandis que l'autre est dans le talon même : par conséquent, il reste entr'eux et cette base, une grande portion de matière.

On voit que ce genre d'appliquer les attracteurs ne peut convenir qu'aux pièces dans la substance desquelles on a la facilité de faire des trous après coup ; telles sont celles d'hippopotame, et de dents humaines. Les pâtes minérales de M. de Chemant les admettent aussi ; mais on est obligé de les pratiquer avant la cuisson. Pour cela, on se sert d'une aiguille qu'on fait rouler doucement dans ses doigts. Je remarquerai même que c'est un des inconvéniens que présente cette porcelaine; car l'artiste étant obligé de s'en rapporter au modèle, il n'est pas certain que les orifices latéraux seront exactement au point qu'ils doivent occuper, et que les liens ne seront ni trop hauts, ni trop bas.

§. 2. *Nœuds des attracteurs mous* (*fig.* 174). On arrête les ligatures molles, au moyen de nœuds que l'on forme sur le côté, et toujours le plus possible entre, et même en arrière des dents, pour qu'ils ne soient point vus et qu'ils ne blessent pas les lèvres. On ne les serre point trop, afin qu'ils s'enfoncent peu sous les gencives. Ces choses étant observées, on en agit ainsi, on croise deux fois le fil dans la même anse, on le serre médiocrement, parce qu'il n'est pas susceptible de se relâcher; on croise de nouveau : mais une fois seulement, et à l'inverse, les deux bouts du fil, et on forme un nœud simple; celui-ci rapproche beaucoup les premiers croisés : mais pour assurer la solidité du tout, il est bon de faire un troisième nœud, et on coupe les fils à ras de celui-ci, sur-tout lorsqu'on fait usage de *pite*, attendu que les barbes qui resteraient piqueraient les parties environnantes.

§. 3. *Tortillé pour les ligatures roides* (*fig.* 175). On arrête comme il suit les ligatures métalliques:

métalliques : on ramène le bout du fil postérieur en devant, le faisant passer entre deux dents : on le tire avec adresse de manière à ne pas ébranler ces organes ; puis on le tortille avec l'autre, ayant toujours soin que le tortillé soit placé vers les parties latérales. Le fil qui passe sur la face antérieure de la dent de support doit croiser en-dessus de celui qui circule en arrière ; cette condition est exigible afin qu'il ne puisse être aperçu.

Il y a quelques dentistes qui applatissent un peu le fil métallique avant de s'en servir, dans l'intention de l'empêcher de couper aussi promptement l'organe de support. Cette précaution est inutile : le seul moyen d'éviter cet inconvénient, est de resserrer la ligature toutes les fois qu'on s'aperçoit qu'elle est relâchée : car le mouvement imprimé aux dents factices par celles qui ne le sont pas, fait que les liens, soit larges, soit étroits, agissent à la manière des scies des débiteurs de pierres, qui usent les corps durs par le seul frottement.

Pour opérer la ligature avec l'or ou le platine, on se sert de pinces plates dont le bec est long et fort, mais étroit. Comme il s'en trouve difficilement de toutes préparées à notre convenance, je renvoie aux *fig.* qui serviront de modèles pour arranger soi-même celles qu'on achette.

§. 4. *Emploi de la double ligature* (*fig.* 176). On se contente de mettre un seul attracteur, lorsque les dentiers ont peu d'élévation, mais il est quelquefois avantageux d'en placer deux. Le cas s'en présente particulièrement sur les pièces à coulisses simples avoisinant des dents très-déchaussées ; alors on fait des doubles trous de chaque côté de la pièce, et deux ligatures assurent la solidité de la machine, laquelle ne peut plus avoir de balottement.

§. 5. *Cas particuliers* (*fig.* 177). Il se rencontre des circonstances où la brèche quoique trop large pour une seule dent, ne l'est point assez pour deux. Les renfoncemens ou arrière-corps dont nous avons parlé ailleurs, s'apercevraient nécessairement s'ils avaient trop de largeur ; il faut donc les rendre le moins visibles que possible. Pour résoudre ce problème, taillons la dent seulement un rien plus large que les voisines, et détruisons le tiers supérieur ou plus de la coulisse, n'en laissant exister que ce qui est indispensable pour que la pièce soit juste dans la partie seulement qui approche des gencives ; ainsi cette dent figurera comme si la nature l'avait séparée un peu plus que les autres.

Enfin si c'était une pièce supérieure qu'il fallût remplacer, la coulisse pourrait se borner à n'être que deux petits épaulemens, comme dans la fig. 177 *, ou bien s'il y avait destruction de la gencive, la partie du dentier qui la simulerait serait teinte en rouge, soit qu'elle fût prise à même le morceau, si elle était en hippopotame ou en composition, soit qu'elle fût rapportée sur une dent d'homme. Dans tous les cas, l'organe sera toujours de la même hauteur et de la même largeur que le parallèle.

§. 6. *Avec une armature rapportée sur la pièce* (*fig.* 178). On peut exécuter ce travail avec une dent humaine sans gencive; mais on sent combien il faut qu'elle soit large pour tailler à même les deux saillies en question; aussi perd-elle toutes ses formes naturelles; il est donc mieux d'y en ajouter par un des moyens que voici. Faites en os ou en métal, deux petits coins ayant une disposition légèrement arquée; percez-y un trou à chaque extrémité pour recevoir les attracteurs. Pratiquez sur les côtés latéraux de la dent deux échancrures antéro-postérieures, et incrustez-y les coins: faites un trou transversal à l'axe de la dent, et avec une ligature métallique fixez-les dans les échancrures.

Ou bien, pour mieux faire, fendez l'organe

dans la hauteur d'une ligne. Réunissez deux cylindres métalliques en les soudant à une barre applatie, et après avoir enfoncé celle-ci dans la fente, goupillez-la d'arrière en avant, afin qu'elle ne puisse plus se retirer (*fig.* 178 *).

Au lieu de corps pleins, vous pouvez souder soit à cette barre verticale, soit à une plaque horizontale, deux bouts de charnière (*fig.* 178 **), lesquels serviront à recevoir la ligature au moyen de laquelle vous voudriez maintenir la pièce aux dents voisines. Un pivot vertical à vis, ou deux goupilles rivées sur la plaque fixeront cette machine à la pièce artificielle, laquelle sera de telle substance que le client préférera.

ARTICLE IV.

Attracteurs compressifs.

Ailettes percées pour admettre les ligatures (*fig.* 179). Quelques artistes ayant remarqué les inconvéniens qui résultaient de l'emploi des ligatures placées latéralement sur le côté des dentiers, préfèrent ajouter aux extrémités des pièces, de petites ailettes applaties qui s'étendent derrière les dents restantes. On perce à ces lames des trous qui répondent aux intervalles ou séparations des dents : on y passe des ligatures, et on les attache de la manière que je l'ai expliqué. On fixe les ailettes soit immédiatement au dentier, par un des procédés que nous avons décrits, soit en les soudant à la monture; ensuite on leur fait suivre les ondulations que présente la face labiale de la denture. Il est bon qu'elles s'étendent de chaque côté derrière deux ou trois dents, ayant soin qu'elles ne s'enfoncent pas dans les chairs. Les attracteurs réunis aux ailettes bien combinées, sont préférables à ceux dont j'ai parlé précédemment, parce qu'on peut aller chercher des supports solides assez loin de la brèche; et par cela ménager les dents les plus proches de la pièce factice, lesquelles n'étant pas toujours capables de la soutenir, ont besoin de l'assistance de leurs voisines; et, d'après cela, le tiraillement de ces organes n'est plus à craindre, puisque les lames doivent être en contact avec chacun de ceux qui supportent une ligature. Si un fil casse, le client ne se trouve point dans l'embarras, vu qu'il en reste encore d'autres qui facilitent d'attendre le retour au logis. Enfin les ailettes offrent un point d'appui aux dents ébranlées, dont on peut faire une sorte de haie douée d'une résistance fort grande ; c'est même dans cette intention qu'il est par fois avantageux d'accorder à ces agens une largeur double de celle que j'ai indiquée ; alors, au lieu d'appliquer un seul fil sur chaque support, on en place deux l'un au-dessus de l'autre.

On combine souvent l'emploi des coaptateurs avec les ligatures dont nous venons de parler : c'est un double moyen de solidité, qu'il est essentiel de ne pas perdre de vue, sur-tout dans les dentiers d'une certaine étendue, et que nécessite d'ailleurs quelquefois la destruction, l'ébranlement, et la sensibilité des racines qui ont supporté pendant long-tems un tenon, ou bien encore lorsque celui-ci est beaucoup trop court pour offrir une résistance suffisante aux efforts des dents opposées.

ARTICLE V.

De la nature des Attracteurs.

Nous examinerons dans cet article les diverses substances qui servent à titre de ligatures : et d'après l'expérience, nous indiquerons les qualités et les défauts de chacune.

Les fils végétaux, tels que ceux de chanvre

et de lin; ceux que fournissent les animaux, tels que la soie écrue et le cordonnet; ceux qu'on prépare avec la soie gommo-résinée, appelée racine chinoise; ceux que nous pouvons nous procurer par la tréfilation des métaux précieux, tels que l'or à divers titres et le platine pur, sont les matières dont les dentistes de tous les pays font usage: quant au fer, au cuivre, et même à l'argent, ils doivent être rejetés, parce qu'ils s'oxident avec une trop grande facilité.

§. 1. *Soie*. Ce produit animal, ainsi qu'on le sait, est filé par un vers qui se plaît sur les mûriers de la partie méridionale de l'Europe. A une certaine époque, l'animal s'enferme dans un *cocon* ovoïde pour se transformer en chrysalide. Cette sorte de maison a une couleur jaune serin, dont on la prive par le lessivage après qu'elle a été dévidée. Dans cet état la soie est très-solide, et on peut en l'assemblant former un ruban beaucoup plus tenace que le chanvre.

Peu de dentistes l'emploient ainsi: en conséquence, les marchands la font retordre pour en fabriquer ce qu'ils appellent du cordonnet écru, qui jouit d'une grande force: mais il a le défaut d'être très-élastique; de sorte qu'il se gonfle et tiraille singulièrement les dents de support. Mais les deux espèces dont je viens de parler ont encore d'autres inconvéniens : elles sont attaquables par les fluides de la bouche ; elles s'y macèrent, et après s'être d'abord renflées, elles se relâchent ; elles se décomposent ensuite, et contractent une odeur ammoniacale repoussante. Ces désagrémens sont rapidement éprouvés par les personnes muqueuses, dont les gencives fournissent un limon abondant et acidule. Il n'est donc pas étonnant que chez de tels sujets, les dents qui en sont entourées s'altèrent et se coupent d'autant plus aisément qu'en général leurs organes sont mollasses, et que leurs gencives s'engorgent et se déchaussent aisément, sur-tout quand la ligature s'en approche trop : car elle exerce une sorte de traction continuelle en raison de son élasticité. Il n'est donc point étonnant que les dents soient par fois enlevées par ces cordes. Or, ces motifs doivent paraître plus que suffisans pour engager les dentistes à ne s'en servir que le moins possible, particulièrement sur les personnes dont la constitution est, ou séreuse, ou muqueuse, ou très-sanguine ; cependant, chez les gens d'un parfait tempérament, les effets que j'ai signalés n'ont pas lieu, et la soie dure souvent plusieurs mois : elle s'encroûte même de tartre comme les dents, et au lieu de se ramollir, elle se durcit d'une manière tout-à-fait remarquable.

La soie peut être teinte en rose violet, ce qui est quelquefois avantageux.

§. 2. *Lin et chanvre*. Le fil écru dit à coudre, est fort, mais il se gonfle beaucoup, sur-tout lorsqu'il est très-tordu : en conséquence, il tiraille les dents si on le serre trop ; il faut donc le mouiller avant de l'employer. Quelques dentistes préfèrent le cirer, afin que la salive le pénètre plus difficilement. Enfin, attendu la propriété qu'ont les chanvres retors, de se raccourcir sensiblement dans l'humidité, il est préférable de se servir de cette sorte de fil battu que les dames appellent *fil plat*. Différentes personnes aiment mieux prendre du lin ou du chanvre blanchi à la rosée et dont elles forment elles-mêmes des espèces de petits rubans qui sont moins susceptibles de couper les dents que des fils ronds. J'ai vu divers cliens qui habitant les départemens, et n'ayant pas la facilité de se procurer d'autres espèces de ligatures, faisaient usage de celles dont je viens de parler : ils m'ont assuré qu'elles étaient de courte durée. D'après cela, ils ont été plus satisfaits de la soie de cocon, qui bien que provenant du règne animal, a cependant beaucoup moins de disposition à se corrompre.

§. 3. *Soie gommo-résinée ou racine chinoise.* La substance que les marchands déguisent sous ce dernier nom, a l'avantage d'être moins attaquable que la soie ordinaire, parce qu'elle est imprégnée d'une sorte de produit végétal qui la garantit de l'action des sucs buccaux; néanmoins, quoique plus résistante que les précédentes, cette soie torse en a une partie des défauts; elle possède seulement l'avantage de durer plus long-tems.

§. 4. *Pite.* Il est encore un produit animal que l'on appelle, dans le commerce, boyau de vers à soie, et qui ressemble à du crin. Les pêcheurs s'en servent pour faire des lignes. On l'appelle aussi *Pite de Florence*, et ce nom nous indique le lieu d'où nous la tirons. Elle a l'apparence des cordes de boyau, mais elle en diffère singulièrement par ses qualités physiques; toutefois elle se ramollit dans l'eau chaude et y devient flexible.

Cette ligature a beaucoup d'avantages sur les précédentes.

1°. Elle a une transparence nacrée et une blancheur qui la rapprochent de l'émail des dents, ce qui fait qu'on ne l'aperçoit pas.

2°. Elle est incorruptible, et par conséquent ne prend point de mauvaise odeur par son séjour dans la bouche, et elle ne s'y gonfle pas.

3°. Etant presque imperméable, elle n'entretient pas vers le collet des dents une humidité stagnante qui les décompose et les coupe à la longue en cet endroit.

4°. Enfin elle est très-durable, ne s'effile ni ne se relâche point; elle doit donc être regardée comme la meilleure.

§. 5. *Métaux tréfilés.* La ligature en fil de métal est quelquefois préférée par les cliens paresseux ou mal-adroits, qui ne peuvent eux-mêmes attacher leurs pièces artificielles. Celle-ci semble, au premier aspect, réunir toutes les qualités. Elle est très-solide et maintient d'abord les dentiers avec une fixité admirable; mais le charme cesse par dégrés. Elle se relâche, alors des particules d'alimens s'introduisent entre les pièces et les gencives où elles se décomposent : il s'en émane des gaz qui font reculer les nez les moins fins. De plus, ces ligatures une fois relâchées frottent sur le collet des dents qui en est agacé et rendu douloureux ; puis elles le coupent à la longue, de la même manière que la scie des tailleurs de pierres usent même le silex, bien qu'elle ne soit pas dentelée. Des artistes intelligens s'étant aperçus de ce désagrément, y ont remédié en plaçant au-dessous une autre ligature en collier, de soie ou de pite, qui peut facilement être renouvelée par le client lui-même, et qui empêche que celle de métal n'exerce de frottement; il est bon aussi de renouveler celle-ci lorsqu'elle se relâche.

Tous les inconvéniens attachés à l'emploi des fils de métal l'emportant sur leurs avantages, on ne devrait y avoir recours que très-rarement.

CHAPITRE V.

DES RÉACTEURS.

Considérations sur l'emploi de ces Moteurs.

Les Réacteurs sont des agens élastiques prenant un point d'appui sur la pièce opposée à celle qui doit être tenue en équilibre par leur moyen. Ceux-là seuls peuvent nous convenir, qui sont capables d'imprimer à la denture tous les mouvemens qu'exécute la mandibule, de manière que la machine ne puisse jamais se déplacer, soit pendant la mastication, soit lorsqu'on parle.

Examinons donc succinctement les mouvemens dont il est question. L'abaissement volontaire est le plus considérable ; il s'exécute en décrivant un arc de cercle dont le centre de rotation est dans l'articulation temporo-maxillaire, et qui a lieu non passivement par le seul poids du levier ou par le relâchement des puissances élévatrices ; mais d'une manière active, par la contraction des muscles, qui forment la paroi inférieure de la bouche. Cette contraction est telle, qu'elle obligerait même la tête à se fléchir sur le cou, si les antagonistes ne leur opposaient une résistance constante par laquelle elle est maintenue en équilibre sur les vertèbres, ainsi que le fléau d'une balance sur son axe. C'est cette opposition des muscles cervicaux postérieurs, qui détermine le léger balancement de la tête, dont *Ferrein* et *Bichat* ont parlé. Un autre mouvement à suivre est celui de trituration qui se fait dans l'homme d'une manière mixte, entre celui que décrit la mâchoire des rongeurs, et celui de la mandibule des ruminans. En effet, dans la mastication ordinaire, non-seulement la mâchoire diacranienne est abaissée et relevée par les puissances destinées à cette opération; mais elle est en même-tems portée un peu en avant et de côté, de manière à ce que les bords tranchans des dents incisives se mettent presque en contact, et que par suite de cette même contraction des élévateurs et de la forme inclinée des cuspidées craniennes, les inférieures glissent le long de la face linguale des supérieures, ce qui en reportant la mandibule en arrière, fait frotter les surfaces des molaires les unes contre les autres.

Chez la majeure partie des hommes, la mâchoire inférieure à laquelle on veut imprimer, à dessein, un mouvement latéral, ne s'éloigne réellement de la ligne médiane que de la largeur d'une grande incisive; cependant les individus qui se sont habitués à grimacer, ou ceux qui ont une mandibule très-allongée, possèdent un surcroît de faculté de torsion. De même chez les gens qui ne présentent aucune irrégularité de conformation des mâchoires, ni aucun relâchement accidentel des ligamens, l'inférieure ne peut réellement être portée en avant que de la double épaisseur d'une grande incisive.

Ces deux mouvemens dont l'étendue n'avait pas encore été précisément déterminée jusques ici, ne sont donc pas aussi considérables qu'on pourrait le croire, d'après un examen superficiel, ou si on s'en rapportait à ce qu'en ont dit plusieurs auteurs. Delà il résulte qu'ils sont d'une bien moins grande importance qu'on ne pense, et qu'ils n'opposent que bien peu d'obstacles à la solution du problème.

La disposition d'un plan mobile ne peut être que très-défavorable à la fixité nécessaire à la denture artificielle supérieure. L'équilibre d'une machine appuyée sur un terrein tantôt horizontal, tantôt oblique, doit nécessairement être rompu, et c'est en effet ce qui arrive assez fréquemment. Mais la plus grande difficulté consiste réellement dans le peu d'espace dont il est possible de disposer pour établir un réacteur qui suive le simple mouvement d'abaissement, parce que toute la machine repose à peine sur la moitié antérieure du levier; vu que l'autre, c'est-à-dire, celle qui de la terminaison de l'arcade dentaire va gagner l'articulation temporo-maxillaire, est environnée de parties charnues qui ne seraient point impunément comprimées. Enfin, nous rappelerons que l'espace compris entre l'articulation de la mâchoire et les molaires, fait que les dentures s'écartent en décrivant une portion de cercle très-marquée.

De ces aperçus et de ce qui a été déjà exposé dans un des chapitres antérieurs, naît le problème suivant. Trouver un réacteur capable d'imprimer des mouvemens parfaitement semblables à ceux qu'exécuterait une machine posée sur la moitié antérieure d'un levier dont le point d'appui est à une des extrémités, tandis que l'autre bout est très-mobile en divers sens, et exerce particulièrement un grand abaissement. Que ce réacteur ait peu d'épaisseur; qu'il n'imprime que des mouvemens déterminés et qu'il soit d'un emploi facile et applicable dans tous les cas qui peuvent se rencontrer; qu'il ne gêne ni la langue ni les joues, et qu'enfin la denture puisse s'ouvrir au moins de dix-sept à vingt lignes antérieurement,

antérieurement, et de onze à quatorze postérieurement. Que ce réacteur ne dépasse point la longueur de la denture, et qu'il s'y applique de manière à ce qu'on ne l'aperçoive pas lorsque le client ouvre la bouche. Nous verrons si quelques-uns des ressorts qui ont été mis en usage jusqu'à nos jours, réunissent ces conditions.

Les réacteurs connus peuvent être distingués en ceux qui impriment à la denture des mouvemens indéterminés, et en ceux qui ne leur en accordent que de déterminés.

ARTICLE II.

Réacteurs imprimant des mouvemens indéterminés.

§. 1. *A tire-boudin ou spiral fixe* (*fig.* 180). Peu de tems après Bourdet, et peut-être même de son tems, on imagina des ressorts spiraux, dits en boudin, longs de 40 millimètres, faits avec du fil d'or à 18 karats, contourné sur un mandrin d'acier. M. Laforgue dit que l'auteur en est inconnu, mais qu'avant 1785, époque à laquelle il fut reçu dentiste, on s'en servait quoiqu'ils ne fussent pas encore très-répandus dans le monde. Au reste, il paraît que ceux qui les employèrent d'abord les fixèrent soit en arrière, soit sur le côté de la pièce, ainsi que l'a fait graver M. Gariot, et dans ce dernier cas le réacteur a au moins cinquante millimètres.

De l'élasticité infiniment grande de ce genre de ressort, et de sa flexibilité en divers sens, qui réside en toutes ses parties, résulte nécessairement un assez grand écartement des deux dentures; néanmoins, il a l'inconvénient de ne point faire suivre entièrement à la pièce inférieure le mouvement de la mâchoire sur laquelle elle repose; enfin, attendu qu'on les plaçait à l'extrémité de la machine, celle-ci était sujette à quitter les gencives antérieurement. Pour y obvier, on fut obligé de faire usage de fil très-roide, de sorte que l'objet comprimait fortement les parties sous-jacentes, et y causait beaucoup de douleur.

§. 2. *A extrémité inférieure mobile.* (*fig.* 181). Certaines découvertes semblent d'abord peu importantes, cependant lorsqu'elles sont la source d'une foule d'autres, on s'aperçoit alors qu'elles ressemblent à l'étincelle d'où naît la lumière. Il en a été ainsi de celle des ressorts à spiral dont nous avons parlé précédemment; car, dès qu'ils furent connus, l'industrie s'en empara, et chaque artiste les considérant comme une nouvelle mine à exploiter, tâcha d'en perfectionner l'application.

M. de Chemant s'appuyant sur cette vérité que la mandibule seule est mobile, fixa un ressort long de soixante millimètres à la denture supérieure, tandis qu'il l'articula à la pièce inférieure par l'intermédiaire d'une boîte percée antérieurement d'un trou où passait une goupille autour de laquelle il jouissait d'un mouvement de rotation. Ainsi, déjà le réacteur pouvait faire exécuter au travail un bien plus grand abaissement.

Il est bon d'observer également qu'au lieu de fixer le ressort supérieur au bout de la pièce, comme l'avaient fait ses prédécesseurs, il le plaça à-peu-près au milieu.

Maggiolo, qui est venu long-tems après, ayant reconnu que la longueur des agens flexibles était un obstacle à la fixité des pièces, imagina de la diminuer d'un tiers environ et de suppléer au reste par le moyen d'un levier inflexible articulé de même vers le milieu d'un des côtés de la denture inférieure : ainsi il obtint plus de fixité, et s'en tint là (*fig.* 182).

§. 3. *A deux extrémités mobiles* (*fig.* 183). L'expérience apprit aux praticiens que l'un et l'autre auteurs ci-dessus n'avaient fait qu'entrevoir les conditions que devaient remplir les *réacteurs :* mais que le but n'était pas entièrement atteint, puisque dans les grands abaissemens de la mandibule, la denture supérieure était susceptible de vaciller ; car le mouvement imprimé n'était pas isochrone à celui de cette mâchoire. Ce défaut essentiel n'échappa point au génie de Ricci. Il imagina de réduire la longueur du spiral à vingt millimètres, et d'en articuler les extrémités dans des tubes soudés à des leviers (semblables à celui de Maggiolo). Ainsi il remplaçait par deux corps roides ce qu'il avait enlevé d'un corps flexible. Chaque levier était percé d'un trou et admettait une goupille à large tête autour de laquelle il exerçait sa rotation. Il fixait la goupille soit à vis, soit à rivure au-dehors du dentier et vers les petites molaires.

On conçoit aisément que la denture maintenue par ce genre de ressort, ne devait jamais quitter ni l'une ni l'autre mâchoire, et que tous les mouvemens de l'inférieure pouvaient être suivis par la supérieure.

J'ai dit que ceux qui s'en sont servis les premiers engageaient chaque extrémité dans un tube soudé sur un levier plus ou moins long, lequel étant percé, admettait une goupille ou une vis afin de le fixer à la pièce artificielle de ce même côté ; le tube était bouché avec une petite plaque perforée afin d'y passer un anse de fil de soie, lequel longeant l'intérieur du spiral, allait se rendre à l'autre tube. L'intention était : 1°. D'empêcher que le ressort ne sortît des tubes ; 2°. De forcer les tours du spiral de rester rapprochés.

La confection des leviers portant des tubes, demandant du tems et compliquant le travail, quelques dentistes y ont renoncé avec d'autant plus de raison que le fil central est absolument inutile lorsque le spiral est bien fait, et bien serré. En conséquence un bout d'or un peu fort, battu et percé par une des extrémités, tandis que l'autre entre à vis dans le canal du spiral, forme un levier très-simple, beaucoup plus solide et moins embarrassant que le précédent. Au reste, ces ressorts étant très-faciles à faire doivent être renouvelés tous les cinq à six mois, attendu qu'ils se fatiguent nécessairement à force de servir.

Voici comment on fabrique le spiral. On fend un morceau de bois qu'on serre dans l'étau, et dans cette fente on engage le fil d'or destiné à être contourné ; ayant soin d'en laisser passer environ un pouce en-dessus. Ce petit bout est pincé dans une tenaille à boucle, conjointement avec un mandrin d'acier cylindrique et gros comme une forte épingle. Alors, en faisant tourner la pince dans les doigts, le fil d'or se roule sur celui d'acier, et les anneaux qu'il forme sont très-rapprochés. Il est bon que le spiral destiné à être placé à droite, soit contourné en ce sens, tandis que celui de gauche le soit en sens contraire.

On ne peut disconvenir des qualités des spiraux ainsi terminés par des leviers qui s'articulant au milieu de chaque côté de la denture, tiennent en parfait équilibre la pièce supérieure, laquelle dès-lors ne peut plus bailler sur le devant, vu que la portion qui reste en arrière fait contre-poids. Aussi la presque totalité des dentistes les emploient-ils aujourd'hui de préférence à toute autre espèce : mais quoiqu'à l'aide de quelques modifications on soit parvenu à les rendre aussi parfaits qu'ils semblent pouvoir l'être, on ne peut empêcher qu'ils ne conservent une trop grande flexibilité, et qu'à moins de les fabriquer excessivement roides, ils ne se prêtent à de plus grands mouvemens que la mâchoire n'est susceptible d'en exécuter ; de sorte que pendant la mastication, la denture peut se déplacer très-facilement, et c'est le motif pour lequel on a cherché à leur substituer ceux dont je vais parler.

§. 4. *Réacteur à tige cylindrique et contournée* (*fig.* 184). Il est un ressort très-simple et qu'on peut employer avec avantage lorsque la denture factice est complette et que le client ouvre peu la bouche; il a sur le précédent l'avantage de ne permettre que des mouvemens latéraux extrêmement bornés; le fil avec lequel on le fabrique doit avoir une élasticité suffisante; il est bon d'aplatir un peu la portion contournée, attendu qu'il en acquiert plus de flexibilité: il n'en est pas de moins compliqué.

La difficulté de fixer cette variété de réacteur au dentier lorsqu'elle n'est pas préparée d'après le procédé que je vais indiquer, a fait qu'aucun dentiste ne s'en sert, quoiqu'ils le connaissent tous.

Prenez du fil d'or à 18 karats, qu'il soit récroui de deux ou trois traits de filière, et du diamètre d'un millimètre; contournez-le une ou deux fois sur un morceau de bois cylindrique, et vous obtiendrez un ressort semblable à la pince d'un *fumeur*.

Faites une vis à chaque extrémité des branches; cette vis entrera dans un petit tube taraudé et soudé sur une plaque percée d'un trou qui admettra la goupille servant d'axe.

ARTICLE III.

Réacteur imprimant un mouvement déterminé d'abaissement, et permettant celui de rotation de la mâchoire.

§. 1. *A lames minces fixées à l'extrémité des pièces* (*fig.* 185). Les anciens dentistes qui n'avaient pour la plupart aucune idée du mécanisme de la mâchoire diacranienne, n'eurent en vue que de faire des dentures qui s'ouvraient par une charnière simple et élastique. Ils employèrent donc d'abord une lame flexible clouée au bout de la machine. Les premiers ressorts qui furent employés furent des lames de baleine de 45 millimètres, ajustées dans une fente horizontale pratiquée derrière chaque pièce; *Fauchard* y substitua des lames d'acier. Bourdet enfin préféra l'or récroui comme ne s'oxidant pas aussi facilement, et au lieu de les placer dans des fentes, il les nouait sur une sorte d'anse disposée à cet effet. Il semblerait donc qu'ils étaient encore les seuls en usage, il y a cinquante ans, puisque *Bourdet* les a uniquement mentionnés.

Il faut l'avouer, ce genre de réacteur avait le grand mérite de la simplicité, de la solidité et de la fixité; mais on s'aperçut bientôt que l'arc de cercle qu'il faisait exécuter à la machine, était loin d'avoir le développement que décrit l'abaissement de la mandibule; en conséquence les dentures rentraient en-dedans de la bouche antérieurement, tandis que postérieurement, elles abandonnaient le plan sur lequel elles reposaient.

Enfin quelque faibles que soient les mouvemens latéraux, ils n'étaient pas prévus; d'ailleurs l'application des agens en question était embarrassante quand il restait des dents terminales aux mâchoires, ce qui néanmoins se rencontre très-fréquemment. De-là l'opinion accréditée dans le monde, que pour porter commodément une denture à ressort, il fallait avoir perdu toutes ses dents.

§. 2. *A doubles lames articulées, formant un réacteur fixé sur le côté des dentures* (*fig.* 186). Je n'ai pu découvrir à qui nous devons la première idée des ressorts dits à jambes de *sauterelle*, tant dans l'art du dentiste il y a eu de gens qui ont caché leurs inventions, au lieu de s'en faire un mérite. Ils sont fort ingénieux et ont été variés au gré de ceux qui les ont employés. Ainsi il paraît que les premiers qui furent faits étaient composés de deux parties articulées au moyen de goupilles pour former un réacteur fort élastique. Chaque branche était une plaque d'or récrouie, fendue et découpée en deux quarts de cercle : mais, comme ces lames étaient sujettes à se déformer, on renonça à cette manière, pour les fabriquer ainsi qu'il suit : prenez deux plaques d'or à 18 karats, qu'elles soient de l'épaisseur d'un millimètre, offrant un parallélograme d'environ vingt millimètres de long sur six de large. Fendez-les à la scie de bijoutier, jusqu'aux trois quarts. Ensuite frappez-les avec un marteau, afin de les récrouir et de forcer les deux parties à s'écarter l'une de l'autre : puis taillez les membres du ressort d'après les principes que voici. Tracez d'abord sur une feuille de papier deux lignes en croix et perpendiculaires l'une à l'autre (*V. fig.* 186 *), posez dessus les petits jambages, et faites en sorte qu'étant assemblés sur la ligne horizontale, les plus courts étant réunis au moyen de goupilles, forment un angle obtus très-ouvert. Afin d'assurer la solidité de l'articulation, il est bon de river les goupilles de coaptation sur des *yeux*, ainsi qu'il en est de ceux que l'on rapporte aux couteaux.

On obtient encore des ressorts *à jambe de sauterelle*, en se servant d'un gros fil d'or qu'on plie et qu'on bat, soit sur le champ, soit sur le plat, afin de lui donner de l'élasticité. Quoique ce dernier moyen paraisse expéditif, il ne l'est pas plus que le précédent. Il n'est aucun doute que ces réacteurs, au moins aussi élastiques que ceux à spiral, ne dussent leur être préférés; car étant composés de manière à ne permettre qu'un mouvement d'abaissement, ils retiennent parfaitement bien les dentures en place; mais est-il quelque mécanisme qui ne laisse quelque chose à désirer; ils ont l'inconvénient de pincer les joues : il est vrai qu'on pourrait les en empêcher en les recouvrant d'une plaque qui en écarterait les parties molles, susceptibles de s'en trouver offensées : mais, la manière dont les jambages s'articulent, n'offre pas une grande garantie pour la solidité de leur mécanisme, de sorte qu'on en fait très-peu d'usage, et on n'y a recours que pour les personnes qui ont déjà la longue habitude des réacteurs.

§. 3. *Réacteur en lames superposées.* (*fig.* 187). Voici une autre espèce de ressort qui n'a pas l'inconvénient que je viens de signaler. Il se compose de trois ou quatre petites lames échelonnées, d'or récroui au marteau ou au laminoir : on les adosse l'une à l'autre de manière à ce que la plus courte et la plus mince se trouve en dedans de la courbure, tandis que la plus longue et la plus épaisse, est en dehors. On les réunit au milieu par quelques tours de fil de platine bien fin. Il résulte de cet assemblage un ressort très-élastique; on en fixe, à l'aide d'un petit coin de bois, les deux extrémités dans des boîtes faites en carré applati. Celles-ci ont un œil dans lequel passe une goupille dont la tête, quoique large, ne serre pas, afin que les mouvemens des ressorts soient très-libres, et qu'ainsi ils puissent obéir à tous ceux de la mâchoire inférieure. Ces deux espèces sont simples et aussi faciles à placer que celles à spiral : elles ont l'avantage sur elles de n'avoir pas besoin d'être roides pour maintenir fixe la denture supérieure. Le seul inconvénient qu'on puisse leur reprocher, c'est de se fatiguer trop promptement.

§. 4. *Réacteurs à lame unique, ondulée* (*fig.* 188). Pour obvier au défaut que je viens de signaler précédemment, et bien convaincu des avantages des lames sur les autres agens, j'ondule au marteau une bande d'or longue de quarante millimètres, et large de deux, de manière à ce qu'elle présente en arrière trois petits anneaux placés l'un au-dessus de l'autre : deux branches droites en naissent et vont entrer de force dans le petit tube applati porté sur une plaquette, que j'ai déjà décrite plus haut.

Ainsi, la tige est serpentée afin d'en augmenter l'élasticité, tout en occupant le moins d'espace possible. Ce ressort ne se fatigue pas à beaucoup près autant que le précédent, mais il est long et minutieux à exécuter.

§. 5. *Réacteur à volute simple.* (*fig.* 189). M'étant occupé, depuis plus de dix ans, de trouver un ressort, je n'ai pas besoin de dire combien d'essais j'ai dû tenter afin d'arriver à la solution du problème que j'ai posé dans le premier article de ce chapitre. Tantôt le moteur était d'une application trop difficile ; tantôt il était gênant pour le client : tantôt il manquait de solidité : enfin, après maints essais infructueux, je suis parvenu à trouver un genre de ressort dont la fixité, quoique parfaite, permet néanmoins aux dentures de suivre tous les mouvemens du plan qui leur sert de support. Voici comment il est composé : Un *pignon* cylindrique de trois millimètres de diamètre, sur un et demi environ de long, se termine par deux pivots ovales, d'où il résulte des épaulemens. Une petite *mortaise* longitudinale est pratiquée dans le centre du *pignon*. On fait un encaissement avec une plaque coudée en deux sens, de manière à former une sorte d'U au milieu duquel est percé un trou oblong. Un levier, terminé par un œil destiné à l'articulation du ressort avec la pièce artificielle, doit être soudé à la portion horizontale de l'encaissement. Toutes ces choses étant préparées, on lamine une petite bande d'or à dix-huit karats : on en règle la largeur pour qu'elle réponde exactement à celle du *pignon* : après quoi on enfonce l'extrémité de cette bande dans la mortaise, et on la contourne en volute, ayant soin de serrer convenablement. Alors, on engage le pignon dans l'encaissement, et on rive les deux axes à l'extérieur. Enfin on rapporte un autre levier à l'extrémité du ressort, soit en l'y rivant, soit en y pratiquant une fente ou un trou carré dans lequel il s'engage de force.

§. 6. *Réacteur à double volute placée à côté l'une de l'autre, et contournée en sens inverse* (*fig.* 190). Le précédent est résulté de la première idée que j'ai eue de faire deux volutes montées sur le même pignon, fendu pour les recevoir, et sur lequel elles sont rivées; l'une tourne dans un sens et l'autre à l'inverse. Aussi-tôt que chaque volute est à sa fin, elle s'engage dans un levier de platine rond et percé d'un trou terminal, afin de l'articuler à la denture.

§. 7. *Des points d'élection pour l'articulation des réacteurs à double centre de mouvement.* Nous avons vu précédemment qu'il y a diverses espèces de ressorts plus ou moins heureusement combinés, mais que les meilleurs se terminent par deux leviers devant exercer une rotation autour d'une goupille.

Ces sortes de réacteurs doivent être placés de manière à ce que la pièce supérieure soit tenue en équilibre sur l'extrémité d'un des leviers, et que le poids soit transmis à l'autre qui à son tour le dépose sur la pièce inférieure.

Or, pour que l'équilibre s'établisse dans le cas dont il s'agit, il faut que les deux points de sustentation soient continuellement perpendiculaires l'un à l'autre; car si l'un s'écarte de cette perpendicularité, l'équilibre est nécessairement rompu, et le moteur cessant d'agir dans le sens simplement vertical, tend à chasser obliquement celle des deux dentures dont le point d'insertion est le plus en avant.

Ainsi donc, il n'est pas indifférent de placer le centre de mouvement des leviers, ici ou là. Maggiolo, dans l'intention d'établir l'équilibre de la denture supérieure, s'y prenait ainsi pour trouver les points d'élection : il posait la pièce sur une table, puis il tirait une ligne droite qui en touchait les deux extrémités; ensuite il en traçait une autre qui étant parallèle, passait au-devant des centrales incisives.

Il admettait que l'axe des ressorts devait être situé au milieu de l'espace compris entre les deux lignes dont je viens de parler.

La chose paraît mathématiquement démontrée, et cependant il est loin d'en être ainsi; 1°. Parce que les deux côtés de la denture ne peuvent pas toujours être à égale distance de la ligne médiane; 2°. Chaque pièce ne peut pas toujours s'étendre jusqu'au fond de la bouche; il en résulte que, dans le premier cas, un des ressorts se trouverait plus en avant que l'autre, et qu'on le verrait toutes les fois que le client ouvrirait la bouche, et que dans le second, l'un et l'autre seraient en vue. En conséquence, je pense qu'il est une règle dont on doit s'écarter rarement, c'est de placer l'articulation des ressorts de telle sorte qu'ils ne puissent être aperçus, et le lieu qui semble réunir toutes les conditions est derrière la deuxième bicuspidée inférieure, et sur le milieu de la supérieure: ainsi la perpendicularité dont j'ai démontré l'absolue nécessité est obtenue. Aucun motif ne doit s'opposer à ce

que

que j'établis ici, et quand bien même les dents sur lesquelles devraient être situées les articulations des leviers, manqueraient à la denture factice, parce que la personne les aurait encore, il faudrait combiner le travail de manière à pouvoir les fixer sur des allonges métalliques, ainsi que j'en ai fourni plusieurs exemples. Si la perpendicularité n'est pas parfaite, le corps du ressort s'enfonce dans la gencive, il est donc nécessaire de l'établir rigoureusement; enfin, comme il faut que rien ne gêne les mouvemens du mécanisme, on doit empêcher que les réacteurs ne frottent contre les pièces. Il existe cependant des dispositions de la bouche dans lesquelles on ne peut suivre tous les préceptes que je viens d'établir; ainsi quelquefois le moteur froisse la gencive en haut ou en bas, ou au fond; alors, on rapproche les deux leviers un peu plus en avant, ou même un seul, et pour éviter qu'il ne fasse tordre la denture ou qu'il ne la chasse, on en borne le mouvement, suivant que le besoin l'indique, à l'aide des *limitateurs* dont je vais bientôt parler.

Mais lorsque les dentures peuvent être accrochées sur quelques dents restantes, la perpendicularité des axes n'est plus autant de rigueur: on goupille les ressorts où l'on pense qu'ils seront le moins visibles et où ils contribueront le plus efficacement à soutenir la pièce supérieure.

LIMITATEURS.

Ce sont des agens que l'on ajoute aux dentures pour en empêcher le balottement : car la plupart des ressorts que j'ai décrits ci-avant le permettent en divers sens, au grand chagrin des cliens. Assez fréquemment des goupilles bien disposées ou des anses sous lesquels s'engagent les leviers, remplissent en partie cet office: cependant cela ne suffit pas toujours. Massé, au rapport de M. Laforgue, l'avait pressenti, et s'était efforcé d'y remédier. Maggiolo en avait fait de même : m'étant également occupé de cet objet, je dois m'y arrêter un instant.

Nous avons vu que les ressorts à spiral fixés à l'extrémité des dentures ne peuvent convenir : ceux qui sont à un seul levier ne réussissent guère mieux : en conséquence, tous les dentistes aujourd'hui font des réacteurs à double articulation mobile; or, de ce dont les premiers manquent, ceux-ci ont de trop. Il est donc nécessaire d'en limiter les mouvemens, lesquels peuvent être considérés sous quatre points de vue; 1°. Ceux qui s'opèrent d'avant en arrière; 2°. Ceux qui ont lieu d'arrière en avant; 3°. Les latéraux irréguliers ou de torsion; 4°. Les latéraux réguliers ou de flottement. Nous supposons cependant ici que les axes des réacteurs ont été placés convenablement.

§. 1. *Limitateurs du mouvement d'avant en arrière* (*fig.* 191). Quand le mouvement s'opère de la part de la pièce supérieure, tandis que la mâchoire diacranienne agit, il faut l'empêcher en bornant celui de la portion inférieure et moyenne du réacteur, lequel glisse le long de la denture diacranienne et blesse même parfois les gencives. On y parvient en pratiquant une retraite à cette pièce et au-dessous de l'articulation du moteur; ou bien on y rapporte une gouttière en métal.

Quand il a lieu de la part de la pièce inférieure, c'est que les axes ne sont pas bien placés, ou que quelque chose s'oppose au libre mouvement des réacteurs, dont il faut alors couder plus ou moins l'extrémité articulaire; ou qu'enfin les ressorts se trouvent comprimés verticalement, soit entre les retraites qu'on aurait ménagées, soit entre les gouttières qu'on aurait placées, à chaque denture, dans l'intention de recevoir le corps des moteurs:

il ne s'agit donc que de rectifier le travail et d'éloigner ou même d'enlever l'obstacle.

§. 2. *Mouvement d'arrière en avant* (*fig.* 192). Celui-ci étant considéré à la mâchoire cranienne, se borne également en travaillant à l'extrémité opposée du ressort. On empêche qu'il ne permette à la pièce supérieure de se porter en avant, en limitant la rotation du levier; et rien n'est plus facile, soit en enfonçant au-devant et au-dessus du centre de rotation une *goupille d'arrêt*, soit en la plaçant en-dessous et en arrière: mais alors le levier portera un très-petit appendice en forme d'éperon destiné à former obstacle au mouvement que l'on veut arrêter. Pour la pièce inférieure, ce sera vers l'extrémité cranienne du réacteur qu'on portera ses regards en ajoutant en-dessus ou en dessous du levier, de semblables limitateurs.

§. 3. *Mouvement de torsion.* Il arrive quelquefois qu'une pièce tord d'un côté, c'est-à-dire, qu'au lieu que le milieu de la denture reste constamment sous la ligne médiane, il se porte à droite ou à gauche. Deux causes peuvent y donner lieu : ou une des articulations tiraille sur les trois autres, ou bien les leviers du réacteur ne sont point en harmonie avec le corps du ressort; de sorte que celui-ci tend à en faire tourner un sur lui-même (1).

§. 4. *Flottement de la denture supérieure.* Maggiolo, dans la seule intention d'empêcher le balottement de la pièce supérieure qui ne peut pas toujours être munie d'une assise en gouttière très-prononcée, à cause de l'applatissement des bords alvéolaires, a proposé d'adapter au dentier supérieur une plaque taillée ainsi que le représente la *fig.* 193.

M. Laforgue a blâmé ce moyen, comme pouvant affaiblir la faculté *gustative :* c'est une erreur; je l'ai mis plusieurs fois en usage chez des personnes dont la voûte palatine avait perdu presque entièrement sa concavité, elle n'a produit que de bons effets; elle est seulement un peu gênante dans les premiers tems. Cependant j'ai eu l'occasion d'observer que cet accessoire ne pouvait pas toujours être employé tel que l'auteur l'a décrit, parce que souvent la ligne de jonction des os maxillaires

(1) Que ces détails ne soient point regardés comme des futilités dont les détails sont oiseux ou superflus : ce sont de ces riens qui désolent et l'artiste et le client; il est donc indispensable d'y porter remède, et on ne le peut que si la cause est bien connue.

est saillante, et que la tige antéro-postérieure, appuyant dessus, détermine de la douleur. En conséquence je lui ai donné une forme qui n'a pas le même inconvénient, en ce que les lames se trouvent de chaque côté du *raphé* palatin, comme on peut le voir à la fig. 193 *.

CHAPITRE VII.

DES STATEURS.

Ce sont des agens combinés de manière à rendre immuables les instrumens de la prothèse, auxquels on ne peut adapter avantageusement aucuns des moyens de coaptation qui font le sujet des chapitres précédens. Nous pouvons les diviser en ceux qui sont particuliers aux dentiers, et en ceux qui sont propres aux dentures.

Quant aux stateurs qui sont applicables aux obturateurs, telles que les ailes nazales, etc.; et à ceux qui servent à maintenir les pièces de la prothèse faciale, comme les branches de lunettes, les moustaches, etc.; n'ayant pu en séparer la description d'avec celle de ces machines elles-mêmes, il ne doit plus en être question ici.

1°. *Des Stateurs des dentiers* (*fig.* 194).

Peu-à-peu nos instrumens se compliquent davantage, et quoiqu'ayant la même destination, ils deviennent de véritables machines d'une application souvent fort difficile. Quoique les compresseurs et les attracteurs soient bien les agens ordinaires de suspension des dentiers, néanmoins, ils ont un mode d'action qui leur est particulier, et qui tend à imprimer un mouvement aux organes sur lesquels ils prennent leur point d'appui; au contraire, les stateurs dont nous allons parler, sont entièrement passifs : ainsi que les coaptateurs, ils n'agissent en aucune façon au détriment des supports : à moins que ce ne soit d'une manière médiate, c'est-à-dire, quand ils sont eux-mêmes fatigués par quelque cause. Le mode d'agir de ces instrumens étant simplement de suspendre, ils seraient préférables à tous les autres, s'il était possible d'en combiner la construction de telle sorte qu'ils fussent toujours applicables : mais malheureusement ils sont si peu connus, que je ne puis en présenter qu'un seul exemple. Il s'agissait de soutenir une série de dix dents supérieures, les molaires existaient, elles étaient très-solides, quoique déchaussées; mais celles qui terminaient la brèche convergeaient considérablement l'une vers l'autre. Une pièce à coulisse ne pouvait donc entrer. Un dentier posé d'avant en arrière, n'eût pu être qu'un simulacre incapable de faire le service de la mastication, ou bien il eût fallu appliquer un travail maintenu par des ligatures latérales.

Attendu, d'ailleurs, que la personne avait perdu les molaires inférieures, il fallait nécessairement lui fournir sur le devant de la bouche de nouveaux organes masticateurs. Il était encore indispensable de ménager les dents de support, car plusieurs avaient été entraînées par de mauvais mécanismes adoptés en différens tems. Enfin le client s'opposant à l'application des ligatures et des compresseurs, j'en agis ainsi qu'il suit: Je pris le moule des deux dents molaires de chaque côté. Je fabriquai deux colliers qui y furent fixés à demeure par le moyen d'une vis passant entre elles. Ils embrassaient deux dents, et la partie la plus reculée formait crochet pour empêcher que celle du fond ne s'éloignât de la voisine, soit accidentellement, soit par l'action de la vis. Chaque collier était épaissi du côté de la brèche par un coin d'or massif qui en changeait l'obliquité en un plan tout-à-fait vertical: la brèche alors présentait un carré au lieu d'un cône renversé.

Dans le milieu du coin d'or était pratiquée une rainure perpendiculaire au haut et au fond de laquelle était un trou carré. Un cliquet à ressort, fait d'une plaque sur le milieu de laquelle était soudé un fil d'or mé-plat dont l'extrémité était recourbée en ergot pour entrer dans le petit trou de la coulisse, empêchait que le stateur ne pût sortir autrement qu'en l'attirant avec l'ongle au moyen d'un bouton que j'avais ajouté du côté qui regardait la joue. Celui qui a quelqu'idée de la mécanique, et qui connaît les *cliquets* qui ferment les brasselets des dames, se formera facilement l'idée de celui que j'ai adapté au travail que je viens de décrire, et que la personne conserve depuis près de dix ans; je ne prétends point dire qu'il est d'une exécution très-facile, surtout en raison de l'exactitude qu'il réclame; néanmoins je l'offre comme pouvant servir de modèle dans un cas semblable à celui qui s'est présenté à moi. Au reste, il n'est applicable que dans la circonstance où on peut s'appuyer sur des dents solides et longues, qui ne sont pas aperçues en riant; car le mécanisme en est très-apparent.

2°. *Stateurs des dentures.*

Ne peuvent être considérés comme tels que les instrumens qui ne permettent point à ces sortes de pièces d'exercer d'autres mouvemens que ceux qui leur sont imprimés par la mâchoire diacranienne; c'est donc parmi eux seulement que l'on pourrait espérer de trouver la solution du problême que nous avons posé au commencement du chapitre précédent. Les agens dont il est question ici sont de trois espèces, savoir :

1°. *Les stateurs inertes*, qui n'ont d'autre mouvement que celui qui leur est imprimé par un ressort réacteur qui n'en fait point partie.

2°. *Les stateurs moteurs*, c'est-à-dire, qui admettent dans leur composition un réacteur qui leur fait exécuter des mouvemens déterminés.

3°. *Les ressorts stateurs*, qui ne sont que la simplification des précédens.

§. 1. *Stateurs inertes* (*fig.* 195).

Nous avons vu que les ressorts terminés par des leviers, avaient l'avantage de se déployer suffisamment pour maintenir la denture supérieure contre la mâchoire cranienne pendant l'abaissement de la mandibule sur laquelle repose toute la machine. Nous avons vu également qu'étant en quelque sorte tenue en équilibre sur un axe transversal, elle ne peut pencher soit en devant, soit en arrière, sur-tout lorsque les réacteurs sont roides. Mais nous savons qu'ils ont l'inconvénient de peser considérablement sur les parties molles, et d'y déterminer de l'irritation et de la douleur. Or, ces désagrémens et plusieurs autres ont obligé les dentistes mécaniciens, d'en chercher le correctif.

M. Laforgue parle de deux pompes dont Massé faisait usage, et qu'il plaçait en arrière des pièces. Quoique cet auteur n'en donne point le dessin, il est probable qu'elles pouvaient être à-peu-près semblables à celles que j'ai fait graver. Mais qui ne voit que ce genre de mécanisme, ne peut remplir l'indication, lorsqu'il sait que les dents doivent s'éloigner prodigieusement dans certains abaissemens forcés de la mâchoire, par exemple, lorsqu'on bâille. On ne peut accorder à une machine de deux pièces placées en arrière des dentures, que la hauteur totale de celles-ci, y compris l'épaisseur des plaques de coaptation, à l'aide desquelles elles sont maintenues; et comme très-fréquemment les deux dentures ensemble présentent une médiocre élévation dans le fond de la bouche, en raison du peu de courbure de la mâchoire inférieure de certaines personnes; il en résulte que chez un individu où elles ne seraient que de huit lignes seulement, on ne pourrait adapter une pompe simple, parce qu'elle ne se développerait pas suffisamment: il faudrait donc avoir recours à un autre instrument.

Au reste, cette pompe ne décrivant pas d'arc

de cercle, est bien loin de posséder toutes les qualités exigibles, je ne l'ai donc mentionnée que pour indiquer les graduations par lesquelles il faut souvent passer avant d'arriver à la perfection.

§. 2. *Stateurs moteurs.*

A. *En arc à développement* (*fig.* 196).

J'ai déjà parlé, en 1815, d'un genre de stateur à mouvement régulier, décrivant une portion de cercle dont le centre est placé dans la cavité glénoïde, ainsi que l'est celui de la mandibule; par conséquent, la denture à laquelle il est appliqué, suit exactement la mâchoire : la combinaison de cet instrument consiste dans le développement d'un cercle composé de trois portions qui glissent l'une sur l'autre, par l'action de deux petits ressorts en or contournés sur un axe soudé à la portion médiane, qui étant à doubles parois au milieu desquelles sont pratiquées deux fentes recevant les goupilles boutonnées pour soutenir l'extrémité des ressorts, maintiennent le tout en position.

B. *Coulisses à queue d'éronde* (*fig.* 197).

L'expérience m'ayant démontré également l'insuffisance du développement de la machine dont je viens de parler, j'ai été obligé d'en restreindre infiniment l'usage; et j'y renonçai même entièrement quand je fus parvenu à en composer une autre, faite d'une certaine quantité de coulisses à queue d'éronde, glissant les unes derrière les autres.

De petits ressorts en spiral, contournés ainsi que précédemment autour d'un axe appuyé sur la branche médiane, laquelle est deux fois aussi longue que l'une des autres, entretiendraient la denture dans son état constant d'ouverture; mais la contraction musculaire habituelle qui force la mâchoire diacranienne de rester presque toujours rapprochée de la supérieure, est plus que suffisante pour fermer la machine: car ce genre de ressort est extrêmement flexible.

§. 3. *Stateurs réacteurs à triple volute* (*fig.* 198). Il faut l'avouer, les moteurs dont je viens de donner la description, sont d'une exécution trop compliquée, et bien que le dernier sur-tout remplisse parfaitement toutes les conditions exprimées dans le problême *que j'ai posé*, néanmoins j'en ai trouvé moi-même l'application embarrassante, loin donc de m'y tenir, et de me rebuter après le nombre infini d'essais que j'avais faits, j'ai continué de chercher un mécanisme qui approchât davantage du but. Les réacteurs en volutes, dont j'ai parlé dans un des articles précédens, m'ayant paru propres à remplir mon attente, j'en ai tiré parti pour combiner un *ressort stateur* jouissant de la faculté d'ouvrir la denture, d'empêcher les balottemens non prévus, et enfin de lui imprimer un mouvement parfaitement isochrône à celui de la mandibule.

Voici comment il est composé :

On visse un axe *ou pignon* d'un millimètre et demi environ de diamètre, sur la première grosse molaire de chaque côté de la denture ; on l'embroche avec une goupille verticale qui empêche qu'il ne puisse se dévisser. A ce pignon est soudée à demeure une rondelle que l'on enclave dans l'épaisseur même de la pièce. Il reste une sorte de pivot saillant, on le fend à la scie jusqu'à la rondelle. A l'extrémité du pivot, on forme avec la lime une retraite, afin de pouvoir rapporter encore une rondelle qu'on y rive. Entre ces deux rondelles existe donc une sorte de poulie profonde, traversée par un axe. C'est dans la fente que celui - ci présente, qu'on fixe le bout d'un fil d'or un peu applati et rendu élastique. On le contourne deux ou trois fois autour du pignon, on répète cette manœuvre pour les trois autres endroits où doivent être fixés les ressorts. Cela étant exécuté, on fait quatre petits *barillets* semblables à celui que j'ai fait graver *fig.* 19* : l'axe qui en occupe le milieu est également fendu pour recevoir le bout du ressort supérieur, lequel doit y être contourné. Quant au ressort inférieur, l'extrémité s'y articule à vis ou de force, au moyen d'un petit *tube* cylindrique ou carré soudé en dessous.

Le principe mécanique du travail que je viens de communiquer, est basé sur la force élastique du fil métallique récroui et contourné en volute ; car on sait que tous les points de celle-ci tendent sans cesse à s'éloigner du centre commun, pour décrire des arcs très-différens les uns des autres.

En conséquence, la plus ou la moins grande quantité de circuits que formera chaque volute autour de l'axe, et la plus ou la moins grande élasticité du ressort détermineront la denture à décrire une portion de cercle qui sera d'autant plus petit que les volutes auront moins de tours, et d'autant plus grand qu'elles en auront davantage : par conséquent le dentiste pourra toujours faire coordonner le mouvement total du réacteur avec celui d'abaissement de la mandibule. Quant à celui de torsion volontaire, la flexibilité résultant de l'assemblage des diverses parties de l'instrument est suffisante pour qu'il puisse être exécuté.

Ce dernier stateur a donc cet agrément sur tous ceux qui ont été examinés ou proposés précédemment, qu'il forme à la fois un instrument simple, léger, et d'une exécution facile. Il est applicable dans tous les cas possibles; car les pignons peuvent être soudés sur des allonges ou des carcasses, comme s'ils n'étaient que des axes simples. Il est d'ailleurs une considération sur laquelle je dois appeler l'attention; c'est que les points d'insertion des réacteurs à levier étant situés derrière les bicuspidées, sont à découvert lorsqu'on rit; de sorte que les petites rondelles, à l'aide desquelles il est bon d'en assurer la solidité, sont aperçues, ce qui nécessite de les masquer avec un peu de soie ou de coton : mais les stateurs pouvant être appliqués assez loin, en arrière de la commissure des lèvres, n'offrent pas le même inconvénient. Il est encore une raison que nous ne devons pas omettre de mentionner: pour que les réacteurs à levier maintiennent fixes les dentures sur les emplacemens, il faut qu'ils jouissent d'une roideur capable d'en balancer la flexibilité en divers sens: or il en résulte, ainsi que je l'ai déjà fait observer ailleurs, que la machine presse considérablement les gencives diacraniennes, ce qui est une source de douleurs souvent intolérables : mais les stateurs étant, de leur nature, deux machines combinées de manière à ne permettre que des mouvemens prévus, n'ont besoin que d'une force élastique seulement suffisante pour élever la pièce supérieure.

Tant de motifs doivent donc porter les artistes à les employer de préférence à tous les ressorts qui ont été en usage jusqu'ici; et si, à l'aide de ceux que j'ai communiqués, il se trouve d'habiles mécaniciens qui en trouvent de préférables, je les engage à en publier la description et le dessin.

CHAPITRE VIII.

Des soins de propreté qu'exige l'entretien des Instrumens de la Prothèse.

TOUTES les surfaces de notre corps sont destinées par la nature à excréter des matières devenues superflues. Ainsi, la peau se couvre de sueur et d'un enduit terreux; les oreilles s'emplissent de *cerumen ;* les yeux de chassie etc. D'un autre côté les membranes muqueuses exhalent des fluides épais et onctueux, contenant divers sels. Lorsque ces produits *stagnent*, ils contractent une odeur plus ou moins forte, qui, en répugnant à notre odorat, nous invite à la propreté.

Mais c'est sur-tout lorsque nous sommes obligés d'avoir recours à quelques-uns des instrumens que nous avons décrits, que les soins doivent redoubler; car il n'est aucune substance dont le *chirurgien-buccaliste* fasse usage, qui ne soit poreuse. Les métaux précieux et même la porcelaine, se laissent pénétrer par nos humeurs, qui dès-lors s'y croupissent et contractent des odeurs repoussantes.

On sent aisément que le mucus qui enduirait continuellement un palais ou un nez factice, et qui ne serait pas journellement ôté, deviendrait bientôt un véritable *cloaque*. De même si on n'avait pas soin de nettoyer fréquemment la bouche, afin d'enlever non-seulement les mucosités et la salive stagnantes, mais encore les particules d'alimens qui s'introduisent à chaque repas dans les interstices des dentiers, elles s'y putréfieraient en peu de tems et chargeraient l'air expiré d'effluves qui seraient fort désagréables pour les autres.

Les soins de propreté doivent donc être en raison directe de l'étendue des pièces, et l'opérateur qui ne doit jamais perdre de vue que la moindre cavité inutile deviendra un foyer de mal-propreté, ne négligera pas de boucher toutes les racines qui seront restées sous l'assise du dentier.

Par le même motif, il établira un contact parfait entre les pièces et les gencives, ou les supports verticaux : de telle sorte que l'introduction de corps étrangers soit rendue, si-non impossible, du moins fort difficile.

Mais puisqu'il n'y a pas de doute que les

instrumens de la prothèse sont disposés à contracter une mauvaise odeur, quelle que soit d'ailleurs la matière dont ils soient confectionnés, il est fort avantageux de les déplacer fréquemment, afin de les laver avec des liqueurs spiritueuses chargées d'aromates, et sur-tout avec de l'eau de savon.

Cependant les dents isolées maintenues par des coaptateurs enfoncés dans des racines qui ne sont point en décomposition, ne demandent à être déplacées que si le corps intermédiaire s'est altéré : c'est donc ce puissant motif qui doit conduire à le choisir parmi les substances les moins destructibles : alors, à moins que la racine ne s'altère, cette garniture ne prend point de mauvaise odeur.

Attendu que chez les personnes muqueuses ou chez celles dont les racines laissent suinter un écoulement sanieux très-puant, les supports se décomposent graduellement, il est très-essentiel d'en retarder la destruction en y introduisant un stilet très-chaud, afin de les carboniser intérieurement.

Quant à celles qui sont intactes, les dents à tenon peuvent y rester adaptées pendant plusieurs années, sans faire éprouver le moindre désagrément.

D'après cela, c'est donc plutôt à l'altération des racines seulement, et non à la présence d'une ou de plusieurs dents artificielles, que tant de personnes doivent d'avoir l'haleine viciée; cette connaissance doit même par fois engager le chirurgien à solliciter l'évulsion de tout corps dont il a vainement tenté d'arrêter la putréfaction, et qui même peut n'être pas sans danger pour la santé du sujet.

Mais tout en accordant aux matières en décomposition la part qu'elles ont dans la fétidité de l'haleine, nous ne pouvons pas ignorer qu'il en existe d'autres causes : beaucoup de gens expirent un gaz fort désagréable sans avoir une seule dent cariée, sans même avoir le moindre amas de calcul buccal. Dans ce cas, on pense assez généralement que la membrane qui tapisse leur poitrine ou leur estomac, est le siége de quelque maladie chronique, et qu'elle exhale une matière dont la résorption donnera tôt ou tard naissance à quelque affection grave. Les *antopsies* que j'ai faites pour m'éclairer sur ce sujet de pathologie, m'ont appris que dans la plupart des cas, aucuns des organes soupçonnés malades ne l'étaient: bien plus l'odeur de l'air qui s'y trouvait contenu n'avait pas la moindre analogie avec celle qu'avait l'haleine pendant la vie. D'un autre côté si on réfléchit que l'odeur de l'haleine varie depuis l'enfance jusqu'à la vieillesse, qu'elle n'est pas la même chez l'homme et chez la femme; qu'elle diffère suivant l'état de santé et celui de maladie, et même dans les simples indispositions, nous pourrons expliquer ces variations en reconnaissant que de même que diverses parties du corps des animaux exhalent des effluves particulières, les muqueuses également opèrent une sorte de perspiration plus ou moins odorante, ainsi donc l'estomac, le poumon ou la bouche de certains individus exhalent des gaz très-variés, de même que la peau, le cuir chevelu, les aisselles et les pieds de certains autres (1).

Il est d'ailleurs une réflexion qui doit donner quelque poids à mes observations: ne sont-ce pas plus particulièrement les endroits garnis de glandules qui exhalent les particules les plus odorantes? Or, que sont

---

(1) Consultez aussi, à ce sujet, le Dictionnaire des Sciences Médicales, dans lequel l'article haleine a été très-bien traité, et dont l'auteur me semble avoir pressenti ce que j'établis ici.

les membranes muqueuses, si-non des *napes* de grains glanduleux; et l'analogie de l'organisation n'entraîne-t-elle pas ordinairement celle des produits ? Au reste, sans énumérer les organes sur lesquels on peut le vérifier, il est certain que plusieurs endroits du corps en fournissent la preuve.

Il n'est pas inutile de communiquer encore une remarque que j'ai eu occasion de vérifier maintes-fois, en visitant la bouche d'un grand nombre de personnes.

Les portions des muqueuses qui sont dans un état d'irritation ou même d'excitation, deviennent par cela même plus aptes à fournir une perspiration odorante, tandis que les lieux voisins n'y prennent aucune part; ainsi, par exemple, dans le catarrhe chronique nazal, l'air qui sort par les narînes est toujours chargé d'effluves très-remarquables; tandis que celui qui s'échappe par la bouche, est sans odeur désagréable ; mais si, au contraire, cette cavité est le siége d'une irritation lente ou aiguë, comme dans la buccalite, ou lorsqu'on a fait un long usage de mercure, la seule portion d'air expiré qui passe par là est chargée de particules odorantes. Dans ces deux cas, je suppose néanmoins que ni l'estomac ni le poumon ne fournissent aucun gaz odorant.

Voilà pourquoi ceux qui ont idiopatiquement les membranes muqueuses très-actives, fournissent beaucoup de tartre : tels sont les bilieux et les sanguins à l'excès ; surtout quand ils ont passé quarante ans. Cependant l'abondance du calcul amassé sur les dents, ainsi que le gonflement des gencives qui en est le résultat, et même la carie d'un certain nombre d'organes ne sont pas constamment accompagnés de la fétidité de l'haleine, laquelle en est seulement affadie chez certaines personnes. Ces remarques étant basées sur des faits positifs, qu'il est facile de vérifier, prouvent qu'on attribuait mal-à-propos, soit au manque de propreté, soit à la présence dans la bouche d'une pièce de dents artificielles, soit à des foyers purulens dans divers organes, une affection dont beaucoup de personnes sont affligées, bien qu'elles soient très-soigneuses d'elles, et très-saines de corps.

Ainsi donc, puisqu'une haleine forte provient ou de causes accidentelles, ou d'une idiosyncrasie de toute ou seulement d'une portion de la muqueuse, qui tapisse les parois internes du nez, de la bouche, de l'estomac et du poumon, j'en conclus que les soins minutieux de propreté et la mastication habituelle de parfums, sont les moyens que l'on doit employer pour masquer cette infirmité, puisque ceux de guérison n'ont point encore été cherchés; et comme la plupart des personnes qui sont dans ce cas n'en ont pas même le soupçon, c'est au médecin de les en prévenir, et de tâcher d'y remédier.

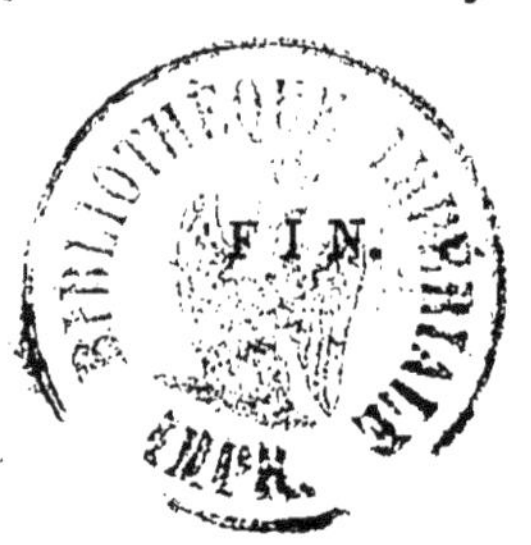

FIN.

TABLE.

Indication des Figures. — Indication des Pages.

AVANT-PROPOS. . . . v

PREMIÈRE PARTIE.

CHAPITRE PREMIER.

Considérations générales. 1
Ancienneté de la Prothèse Buccale. . . 9

ARTICLE II.

Observations préliminaires relativement à la Prothèse. 18
Obliquité qu'affecte le plan des gencives, ainsi que le bord tranchant des dents avec lesquels on doit accorder les dentiers. 23

ARTICLE III.

Description du laboratoire d'un mécanicien buccaliste, et idées générales sur le Manuel. 34
1 . Établi de trois places. 35
2 . Étau à pied. . . . . *Id.*
3 . Étau d'horloger. . . . . *Id.*
4 . Touret pour forer. . . . . *Id.*
5 . Porte-foret de bijoutier. 36
6 . Archets. . . . . *Id.*
7 . Drille de bijoutier. . . . . *Id.*
8 . Porte-scies. . . . . *Id.*
9 . Barreau aimanté. 36

Figures.		Pages.
10 .	Pincettes ou bruxelles, à la 8e. planche.	36
11 .	Porte-outils posé sur l'établi, 1ere. pl.	*Id.*
12 .	Echoppes.	37
13 .	Burins.	*Id.*
14 et 15	Limes, rifloirs, rapes, compas. . .	*Id.*
16 .	Equerres et fausses équerres . . .	*Id.*
17 .	Laminoir.	*Id.*
18 .	Perforateur vertical à racines. . . .	*Id.*
Id. *	Perforateur horizontal.	*Id.*
Id. **	Foret en croissant de M. Miel. . . .	*Id.*
Id.	Trépan du même.	*Id.*
18 ***	Sonde à racines.	*Id.*
19 et 19 *	Tarauds triangulaires de divers formes et calibres pour les racines. . . .	*Id.*
Id. **	Mandrin pour pousser des tubes dans	*Id.*
	les racines.	*Id.*
Id. ***	Equarrissoirs.	*Id.*
20 .	Meule de grès.	38
21 .	Cisailles de bijoutier.	*Id.*
22 .	Pinces coupantes de diverses formes. .	*Id.*
23 .	Pinces à mâchoires, plates, rondes, creuses, recourbées.	*Id.*
23 .	A. B. C. Tenailles à boucle et étau à main.	*Id.*
23 .	è. f. Grande et petite Bigornes. . .	
24 .	Marteau à river et à emboutir. . . .	*Id.*
26 .	Filières à trous ronds, carrés, 7e. planch.	*Id.*
27 .	Banc à tréfiler les métaux.	*Id.*
28 .	Filières à coussinet.	*Id.*
29 .	Roue à calibrer.	39
30 .	Scies.	*Id.*
31 .	Tas de plomb et rondelle de cuivre. .	*Id.*
32 .	Rivoirs pleins.	*Id.*

Figures.		Pages.
33 .	Enfonce-goupilles.	39
34 .	Fouloir.	*Id.*
35 .	Forge de bijoutier.	40
36 .	Bouts d'acier assortis.	*Id.*
37 .	Creuset et capsule.	*Id.*
38 .	Marteau et tenailles à forger. . . .	*Id.*
39 .	Dérochoir de platine.	*Id.*
40 .	Lampe à souder, 8e. planche. . .	42
41 .	Chalumeaux. *Id.*	*Id.*
42 .	Crampons pour tenir les pièces sur le charbon. *Id.*	*Id.*
43 .	Tour.	44
44 .	Fraises pour évider les substances osseuses.	*Id.*
45 .	Moulin à broyer.	*Id.*
46 .	Plateau et molette de verre. . . .	*Id.*
	Forger, tremper.	47
	Faire des trous.	48
	des écrous.	49
	des goupilles.	50
	Manière de river.	51
	Sculpture des substances animales. . .	*Id.*

ARTICLE IV.

Mètaux susceptibles d'être employés dans la bouche. 53

L'or. 54

Réflexions sur l'argent. . . . . . . *Id.*

sur le cuivre. . . . . *Id.*

sur le fer. 55

Platine ou or blanc. 57

La soudure pour le platine est l'or à divers titres. 59

Figures. Pages.

Alliages de l'or. 60
Fonte de l'or. 64
Soudure de l'or. 67
Doublé de platine. 68

CHAPITRE II.

Des substances propres à remplacer les dents.

Os de bœufs. 75
Dents de bœuf, de cheval, de cerf. 76
Ivoir. 77
Morse. 78
Hippopotame. . . . . *Id.*
Dents humaines. 82

ARTICLE II.

Dents minérales.

Procédé de M. de Chemant. . . . 86
Composition de cet auteur. 92

ARTICLE III.

Procédé d'après M. Dubois Foucou. 99
Pierres susceptibles d'acquérir une grande dureté par l'action du feu. 107

ARTICLE IV.

Dents terro-métalliques ou calliodontes d'après M. Fonzi.

Des pâtes propres à faire des bases de calliodontes. 117
47 . Crampons enfouis. 118
48 . Crampons en fer à cheval. . . . . *Id.*
49 . Calliodonte sans talon. . . . . . *Id.*

Figures. Pages.

50 . Calliodonte à talon ajouté, avant la cuisson, par dessus les crampons. . 118

51 . *Id.* après la soudure du pivot, avec de la composition attendrie. 119

52 . *Id.* faite à talon et offrant un trou vertical pour admettre le pivot. . . *Id.*

Email propre aux calliodontes. . . 120

Oxides susceptibles d'être employés dans la fabrication des calliodontes. 123

Exemples d'émaux. 124

ARTICLE V.

Réverbérateurs ou fourneaux nécessaires à la cuisson des dents minérales.

1°. Pour les calliodontes. 126

2°. Réverbérateurs de laboratoire. . 128

53 . Description d'un réverbérateur. . . 130

53 *bis*. Coupe du réverbérateur. . . . .

De l'enfournement et de la cuisson. . 131

54 . Coffrets pour la cuisson. 133

55 . Moufle de platine pour vitrifier les couleurs de gencives. 137

DEUXIÈME PARTIE.

CHAPITRE PREMIER.

Considérations relatives à l'influence de la perte des dents sur les traits du visage, sur la mastication, sur la voix, et sur l'ouverture de la bouche. 139

§. 1. A la mâchoire supérieure. . . 139

§. 2. A la mâchoire inférieure. . . 149

Figures. Pages.

ARTICLE II.

Moules ou empreintes. 159
Moule simple. 164
56 . Dents convergentes ; cas particuliers. 166
Moule brisé. 167

ARTICLE III.

Modèles ou bosses, en plâtre, en soufre, et estampes en métal. 175
57 . Deux mâchoires qui démontrent l'ellipse qu'elles affectent naturellement.

CHAPITRE II.

Dentiers en hippopotame. 181

ARTICLE II.

Exécution en série non interrompue. . 183
Avec gencives figurées sur le même morceau. 188
58 . Morceaux d'hippopotame réunis par deux goupilles vissées sur les côtés de chacun. 190
59 . Une cheville située au milieu d'une saillie en coin sur une pièce et un angle rentrant sur l'autre. . . . 191

ARTICLE III.

Dents en hippopotame rapportées sur de feintes gencives. 193
60 et 61. Coupe de dent et dents en hippopotame pour être montées sur des gencives de même substance. 194
Teinture en gencives. 197

Figures. Pages.

CHAPITRE III.

Pièces de dents humaines en série non interrompue. 199

62 . Dents enfilées à l'ancienne façon. . . 200
63 . Fixées à une lame verticale placée dans une fente transversale. . . . 202
63* . Lame fortifiée d'une barre superposée. *Id.*
64 . Coupe de dent présentant un rivet de coaptation. 203
65 . *Id.* Fil carré rapporté sur la lame verticale, *fig.* 63 *, pour la fortifier. *Id.*
66 . Pièces à feintes gencives montées sur un bandeau. 204
67 . Trois pointes de gencives vues de face, et une quatrième portant un rivet. . *Id.*
68 . Pièce de dents fendues d'arrière en avant à la manière d'Hellis. 205
69 . *Idem* fendues horizontalement. . . 206
70 . Dents montées à une bande horizontale couchée à plat contre la gencive. . 207
71 . Barre quadrilataire à laquelle sont soudés des pivots droits. . . . 208
71* . *Idem* courbés en angle. . . . . . . *Id.*

ARTICLE II.

Pièces composées de plaques estampées portant des dents à nud.

Dents à goupilles rivées. 209
72 . Plaque large estampée, susceptible d'emboîter les gencives. 212

Figures. Pages.

72* . Deux goupilles par chaque dent. . . 212
73 . Une goupille centrale seulement. . . 214
74 . Pivots soudés à la plaque. 214
74* . Pivots de deux branches recourbées en pieds de danseur. 215
75 . Armature perforée pour loger une dent déviée. 216

ARTICLE III.

Dents humaines rapportées par sertissure sur une base en hippopotame ou en métal.

76 . Dents serties au-dessous desquelles on voit deux formes de coupes. . . 217
77 . Grande pièce représentant des molaires prises à même l'hippopotame et entaillée sur le devant pour recevoir des dents humaines. 218
78 . Dents préparées pour être implantées dans de l'hippopotame. 220

ARTICLE IV.

Pièces compliquées. Dents humaines avec feintes gencives surmontées d'une assise métallique.

79 . A feintes gencives formant base. . . 221
80 . A feintes gencives en placage. . . 223
80* Grande pièce à placage et à assise, fendue en long pour laisser passer les dents de rencontre qui touchent les gencives. 224

Figures. Pages.

CHAPITRE IV.

Construction des dentiers de substances minérales en série non interrompue.

Corps des dentiers d'après le système de M. de Chemant. 225

Mise en couverte. 228

Peinture couleur de gencives. . . 229

Article II.

Construction des dentiers en série continue avec les calliodontes.

81 . Pièces de calliodontes enfilées à la manière de M. de Fonzi. . . . 231

82 . Montées sur une plaque et garnies d'un bandeau postérieur qui en maintient les écartemens. 233

Article III.

Combinaison des systèmes de MM. de Chemant et Fonzi, pour exécuter des pièces en série continue. . . . 235

Composition de porcelaine attendrie. 238

83 . Placage minéral d'après moi. . . . *Id.*

84 . Longues dents enfilées et devant être garnies de terre en arrière pour y former une base. 239

85 . Pièce de dents soudées à des pivots, laissant de l'écartement entre la plaque et les organes, afin d'y rapporter une feinte gencive. 240

86 . Dents pivotées sur une plaque, et addition d'une âme horizontale. . 241

Figures.		Pages.
	Application de la couleur des gencives.	242
	Combinaison de feintes gencives minérales avec des dents humaines. . .	243
	CHAPITRE V.	
	Dentiers de substances animales, appelés coupés ou échancrés.	247
	A. Pour la mâchoire supérieure. . .	248
87 .	Pièce échancrée en hippopotame d'un seul morceau, 17e. planche. . . .	*Id.*
88 .	Pièce échancrée en hippopotame de plusieurs morceaux, à éperons et chevilles.	249
89 .	*Idem* à plaquettes réunies au moyen d'une barre, *id.* à plaquettes en <.	251
	B. Pour la mâchoire inférieure. .	
	D'une seule masse en hippopotame non émaillé.	*Id.*
90 .	De plusieurs morceaux émaillés réunis avec une barre et des trèfles. . . .	252
91 .	Plaques soudées à la traverse au lieu de trèfles.	
91* .	Deux plaques ainsi réunies. . . .	
	ARTICLE II.	
	Dentiers échancrés en dents humaines.	
	A. Pour la mâchoire supérieure. .	253
92 .	*Idem* à plaquettes en arcs et soudées.	*Id.*
93 .	*Idem* à plaque estampée et échancrures fortifiées par un fil soudé. .	*Id.*
	B. Pour la mâchoire inférieure. .	
94 .	Plaquettes réunies en barre en _┌──┐_	*Id.*
	Idem à plaque en gouttière. . . .	254

Figures. Pages.

CHAPITRE VI.

Dentiers échancrés en substances minérales, d'après M. de Chemant. 257

95 . A la manière de M. Fonzi. . . . 258

ARTICLE II.

Pièces coupées d'après moi.

96 . 1°. Pour les dentiers supérieurs. . . 259

97 et 98 2°. Dentiers inférieurs échancrés à placages latéraux et calliodontes antérieurement. 260

CHAPITRE VII.

Des Dentures. 263

99 . Deux mâchoires d'un vieillard dénanti de dents. 265

99* . Coupe de deux dentures, la supérieure à dents divergentes et l'inférieure à dents convergentes pour les deux mâchoires ci-dessus. . . *Id.*

ARTICLE II.

Exécution de la denture simple appelée volante. 266

A. En substances animales. . . . *Id.*

En hippopotame. 267

En dents humaines. 268

B. En matières minérales. . . .

A la manière de MM. de Chemant et Dubois. 269

100 . Molaires à la façon de M. Fonzi. . *Id.*

Par le nouveau système que j'ai proposé. 270

A base métallique massive. . . . *Id.*

Figures. Pages.

ARTICLE III.

De la Denture composée régulière.

A. En substances animales. . . .
En hippopotame. 272
101 . Deux portions de dentures, l'une représentant la partie antérieure dénuée de feinte gencive, l'autre offrant l'inverse. 273
Dents humaines rapportées sur une base d'hippopotame. 275
B. En matières minérales. . . . .
1°. D'après M. de Chemant. . . . 276
2°. En calliodontes. . . . . . . *Id.*
3°. D'après moi. 277

ARTICLE IV.

Dentures irrégulières. 281
102 . Denture inférieure échancrée, faite de trois pièces, savoir les incisives, et depuis les premières bicuspidées jusqu'au fond de la bouche. . . . 282
103 . Lorsque les six dents antérieures seulement restent à la bouche. . . . 283
104 . Suppression du bandeau externe qui est susceptible d'être aperçu. . . *Id.*
105 . Pièce échancrée pour loger les huit dents antérieures : stateurs et éperons d'appui. 284
106 . Les dix dents, ou plus restant, allonges extérieures pour porter les ressorts. . . . . *Id.*

Figures.		Pages.
107 .	Pièce à lame portant un ou deux éperons et passant entre les dents bicuspidées naturellement espacées.	286
108 .	Support médiat à double barre horizontale, d'après Fauchard. . . .	*Id.*
108*.	Support médiat à grillage et à barre interne seulement.	287
109 .	Travail présentant un grillage d'un côté et une pièce de dents de l'autre.	*Id.*
110 .	Support à bandeau interne, percé pour lier les dents chancelantes du client et portant latéralement de petits encaissemens.	*Id.*
110*.	Grillage à encaissemens mobiles. . .	*Id.*
111 .	Plaque de denture cranienne échancrée pour loger plusieurs dents. . . .	289
112 .	Lorsqu'un seul côté seulement est dégarni, plaque prolongée en arrière des dents restantes. . .	*Id.*
113 .	Dentures enclavées.	290

CHAPITRE VIII.

De la Prothèse palatine linguale et faciale.

Considérations générales. 291
Absence d'une partie des organes palatins. 292
Perte de la langue. 295
Perforation accidentelle de la joue. . . 296
Perte du nez. 297

Figures. Pages.

ARTICLE II.

Construction des machines propres à réparer les parois solides de la bouche 298

114 . Obturateur palatin à éponge. . . . *Id.*

115 . Obturateurs ailés. 300

116 . Obturateur de Fauchard, à ailes pivotantes. 301

116* . Obturateurs indiqués dans le Dict. des Sciences Médicales. . . . . *Id.*

116** . Obturateur à verrou. . . . . . *Id.*

116***. Obturateur à deux ailes pivotantes et contournées. . . . . *Id.*

116****. Obturateur palatin à luette de Cadot. *Id.*

Observations sur les perforations palatines. 302

(*Nota.*) L'instrument qui est au bas de la planche 24e. est une clef propre à faire tourner ou à abattre les aîles des obturateurs. .

117 . Obturateurs justa-posés à ligature. . 304

117 *bis*. Obturateurs de M. Dubois Foucou, indiqués dans le Dict. des Sciences Médicales. . . . . *Id.*

118 . Obturateurs justa-posés, maintenus par des compresseurs ou crochets élastiques. 305

119 et 120 Obturateur compliqué d'un dentier, indiqué par Fauchard et par M. Touchard, dentiste à Paris. 307

121 . Obturateur de M. de Chemant. . . 309

122 . Palais complet portant une denture. 310

122* . Couvercle de cette machine . . .

Figures. Pages.

ARTICLE III.

Machines propres à réparer les parois molles internes de la bouche, ainsi que le nez. 315

123 . Voile du palais. . . . . *Id.*

124 . Machine pour suppléer la langue. . 316

124* . Obturateur bucco-facial, planche 27e. 317

125 . Substitution de la lèvre inférieure et du menton. 318

126 . Substitution de la lèvre supérieure. . 320

127 . Substitution de la lèvre supérieure et du nez. 321

TROISIÈME PARTIE.

De l'application des instrumens de la Prothèse buccale.

CHAPITRE PREMIER.

Considérations générales. 323

Agens mécaniques dont les dentistes font usage pour maintenir leurs travaux en place. 330

CHAPITRE II.

Des Greffes.

Replantation. 331

Transplantation qui pourrait être appelée vivace. 332

Transplantation inerte. 334

128 . Grande incisive et conoïde dont les racines ont été dévorées par suite de l'absorption. 335

Figures. Pages.

CHAPITRE III.

Des Coaptateurs.

Considérations relatives à l'emploi de ces agens. 339
A. Préparation des racines dans les cas les plus ordinaires. . . . . *Id.*
Section d'une couronne de dent cariée. 340
Destruction du ganglion central. . . 341
Préparation du canal central de la racine. 343
B. Préparation des racines lorsqu'elles sont deteriorées. 345
Quand elles le sont dans une certaine profondeur, mais peu évasées. . . *Id.*
128* . Coupes d'une racine intacte et d'une autre dont l'orifice est très-évasé. . 346
129 . Coupe de racine très-agrandie dans toute sa capacité. . . . . . . *Id.*
Obturation par les feuilles de plomb ou d'étain. . . . . *Id.*
Obturation par le métal de Darcet, rendu plus fusible par une addition de mercure. 347
130 . Tube à rebord pour garnir l'intérieur d'une racine délabrée vers l'orifice. 348
131 . Obturation par une vis de bois. . . *Id.*
Obturation par le caoutchouc. . . . 350
C. Préparation des dents destinées à être pivotées. 353
Manière d'asseoir les dents de substances animales sur les racines. . *Id.*

Figures. Pages.

Indication du point de l'assise où doit entrer le pivot . . . .

1°. Sur les substances animales. . . . 555

132 . Dent présentant un petit tubercule afin d'entrer dans l'orifice très-évasé d'une racine. 356

2°. Sur les substances minérales. . .

Sur les pâtes indiquées par M. de Chemant. . . . . *Id.*

Sur les calliodontes. 357

ARTICLE II.

Fixation du pivot dans les dents factices.

A. Lorsqu'on fait usage des substances animales. 357

Pivots traversans. 358

133 . Pivot à cône renversé et coupe de dent. . . . . *Id.*

134 . Pivot à épaulement. . . . . *Id.*

135 . Pivot allant se rendre à l'extrémité tranchante de la dent, *fig.* 135*. 359

135 *bis*. Pivots dont l'un uniforme et percé transversalement, et l'autre à vis.

Pivots non traversans. 360

136 et 137 Pivots dont l'axe ne répond pas au centre du canal de la racine. . . 362

138 . Pivot dont l'axe ne répond pas à celui des tenons. . . . . *Id.*

139 . Pivot soudé sur une plaquette horizontale. 363

140 . Pivot à plaquette verticale. . . . . *Id.*

B. Lorsqu'on emploie les matières minérales. 364

Pages.

ARTICLE III.

Fixation du tenon ou tige dans la racine. 366

141 . Dent mince à rivet ou à goupille sur une plaque horizontale fenêtrée pour admettre une vis coaptatrice. 368

142 . Coaptateur à cliquet de Maggiolo. . 369

143 . Tenon en antennes. 370

Tenons subériques de Ricci. . . . *Id.*

Tenons ligneux. 373

Tenons forés. . . . . *Id.*

CHAPITRE IV.

Compresseurs.

Considérations générales sur ces agens, ou opérateurs mécaniques. . . . 379

Compresseurs inertes ou coulisses. . 380

144 . Dent à coulisses en arrière corps. . . 382

145 . Pièce de deux dents petites incisives, quoiqu'il n'en manque qu'une seule sur le modèle. 383

146 . Coulisses prises à même des substances osseuses et minérales. . . *Id.*

ARTICLE II.

Compresseurs en lames métalliques non contractiles. 384

147 . Fixés immédiatement aux dents animales. 385

147* . Fixés à rivets en arrière des pièces des molaires. . . . .

148 . Avec addition de ligatures. . . . 386

149 . Application d'ergots étroits antérieurement et de lames larges en arrière. 387

Figures.		Pages.
150 .	Fixés aux extrémités d'une armature ou à celles d'une pièce de porcelaine.	*Id.*
151 et 56.	Compresseurs mixtes, dont un à verrou.	388
151* .	Deuxième espèce.	*Id.*

ARTICLE III.

Compresseurs élastiques simples.

152 .	Armature élastique.	389
153 .	Compresseurs élastiques en crochet.	390
154 et 155 .	Moyens d'assurer la parfaite coaptation du compresseur sur la dent.	392
155* .	Fixation immédiate des compresseurs élastiques aux dentiers eux-mêmes.	393
156 .	Fixation médiate.	395
	Fixation aux armatures.	
	1°. Par soudure.	*Id.*
157 et 158 .	2°. Par rivure.	397
159 160 161.	Remarques à ce sujet.	*Id.*

ARTICLE IV.

Compresseurs compliqués.

162 .	Crochets en lames étroites. . . .	399
162* .	Compresseur inerte d'un côté. . .	400
162**.	Fixés à une fausse gencive. . . .	*Id.*
163 .	Crochet embrassant plusieurs dents.	*Id.*
164 .	Crochets en lames larges. . . .	*Id.*
165 .	Compresseurs à bascule.	401

Figures.		Pages.
165 *, 166, 167	Crochets à plusieurs branches étroites diversement placées. . . .	402
168 .	A doubles branches larges, ou dont une large et une autre très-étroite.	403
169 et 170.	Cas particuliers.	Id.
171 .	Combinaison des compresseurs avec les coaptateurs.	405

CHAPITRE V.

Des Attracteurs.

172 .	Considérations importantes. . . .	407

ARTICLE II.

Attracteurs verticaux. . . . 410

ARTICLE III.

Attracteurs latéraux.

173 .	Appliqués immédiatement aux pièces.	413
174 .	Nœuds des attracteurs mous. . .	416
175 .	Tortillés pour les ligatures roides.	Id.
176 .	Emploi de la double ligature. . .	418
177 et 177*.	Cas particuliers.	Id.
178 178*, et 178** .	Avec une armature rapportée sur la pièce.	419

ARTICLE IV.

Attracteurs compressifs.

179 .	Ailettes percées pour admettre les ligatures.	420

ARTICLE V.

Figures. Pages.

ARTICLE V.

De la nature des Attracteurs.

Soie. 423
Lin et chanvre. 425
Racine chinoise. 426
Pite. . . . . *Id.*
Métaux tréfilés. 427

CHAPITRE V.

Des Réacteurs.

Considérations sur l'emploi de ces moteurs. 429

ARTICLE II.

Réacteurs imprimant des mouvemens indéterminés.

180 . . A tire-boudin ou spiral fixé à l'extrémité de la pièce. . . . 433
180* . Fixé sur le côté de la pièce. . . *Id.*
181 et 182. A extrémité mobile. 434
183 . A deux extrémités mobiles. . . . 435
184 . Réacteur à tige cylindrique contournée. 439

ARTICLE III.

Réacteurs imprimant un mouvement déterminé d'abaissement, et permettant celui de rotation de la mâchoire.

185 . A lames minces fixées à l'extrémité des pièces. 440
186 186*. A doubles lames articulées, formant un réacteur fixé sur les côtés de la denture. 441

Figures.		Pages.
187 .	Réacteur en lames superposées. .	443
188 .	Réacteur à lame unique ondulée.	444
189 .	Réacteur à volute simple. . . .	445
190 .	Réacteur à deux volutes contournées en sens inverse.	446
	Des points d'élection pour l'articulation des réacteurs à double centre de mouvement.	447
	LIMITATEURS.	450
191 .	Limitateurs du mouvement d'avant en arrière.	451
192 .	*Id.* Du mouvement d'arrière en avant.	452
	Id. Du mouvement de torsion. . .	*Id.*
193 .	*Id.* Du flottement de la denture supérieure.	453

CHAPITRE VII.

Des Stateurs.

Figures.		Pages.
194 .	1°. Des Stateurs des dentiers. . . .	455
	2°. Stateurs des dentures.	458
195 .	Stateurs inertes.	459
	Stateurs moteurs.	461
196 .	A. En arc à développement. . . .	*Id.*
197 .	B. Coulisses à queue d'éronde. . .	*Id.*
198 .	Stateurs réacteurs à triple volute. . .	462

CHAPITRE VIII.

Des soins de propreté qu'exige l'entretien des Instrumens de la Prothèse . 467

FIN DE LA TABLE.

AVIS DE L'ÉDITEUR.

On trouve, chez les mêmes Libraires, les deux Ouvrages suivans :

ODONTOLOGIE, ou Observations sur les DENTS HUMAINES, publiée en 1815.

TRAITÉ DE LA SECONDE DENTITION, et Moyens de la diriger, suivis d'un Aperçu de SÉMÉÏOTIQUE BUCCALE ; 1819.

ERRATA.

Page 46, lig. 24, *au lieu* d'Hyppopotame *il faut* Hippopotame.

Page 117, lig. 22, *lisez* derrière chacune, et pendant qu'elle est encore molle.

Page 221, lig. 19, *au lieu de* enseignée *il faut* enseigné.

Page *id.*, lig. 21, *au lieu de* décrit *il faut* décrira.

Page 229, dans la première note, *au lieu de* vert, *il faut* verre.

Page 247, lig. 13, *au lieu* d'entre elles, *il faut* entre eux.

Page 248, lig. 11, *lisez* soit semblable à.

Page 283, lig. 20, *au lieu de* supprimée, *il faut* supprimé.

Page 286, lig. 9, *A l'extrémité* commence une phrase.

Page 314, avant-dernière ligne, *au lieu de* réciser *il faut* resciser.

Page 326, lig. 7, *lisez* au dehors.

Page 331, lig. 21, *lisez* chacun dans son alvéole.

Page 336, lig. 17, *il faut* de substance.

Page 338, lig. 5, *au lieu de* fongeux, *il faut* fongueux.

Page 440, première lig. *il faut* Réacteurs.

Page 460, lig. 20, *lisez* que sur un individu chez qui.

Page 470, lig. 22, *au lieu de* antopsies, *lisez* autopsies.

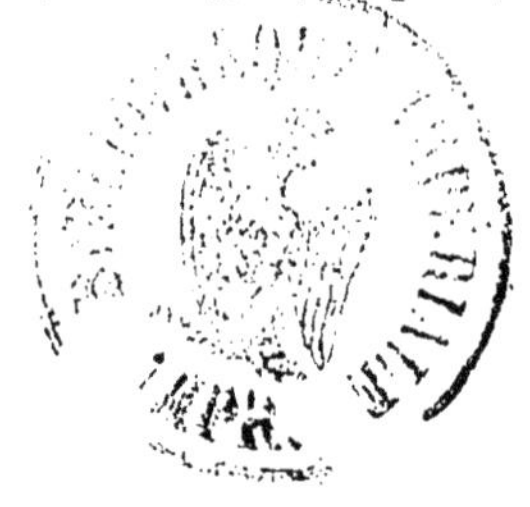

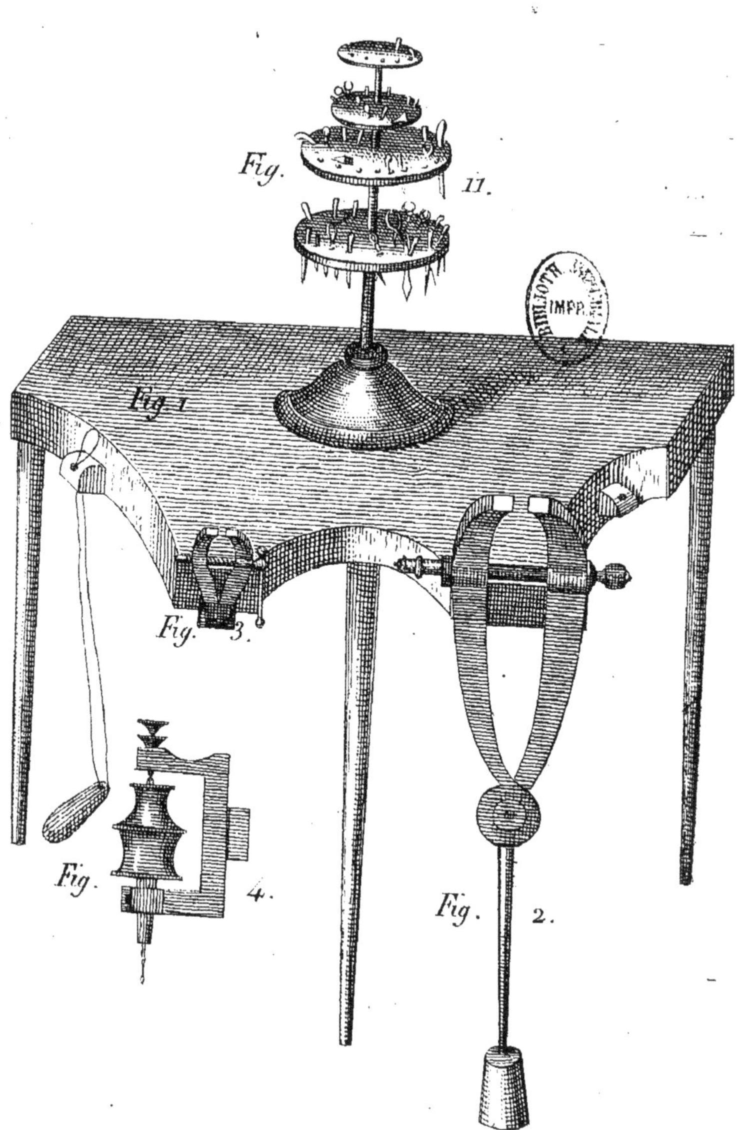
Fig. 11.
Fig. 1
Fig. 3.
Fig. 4.
Fig. 2.

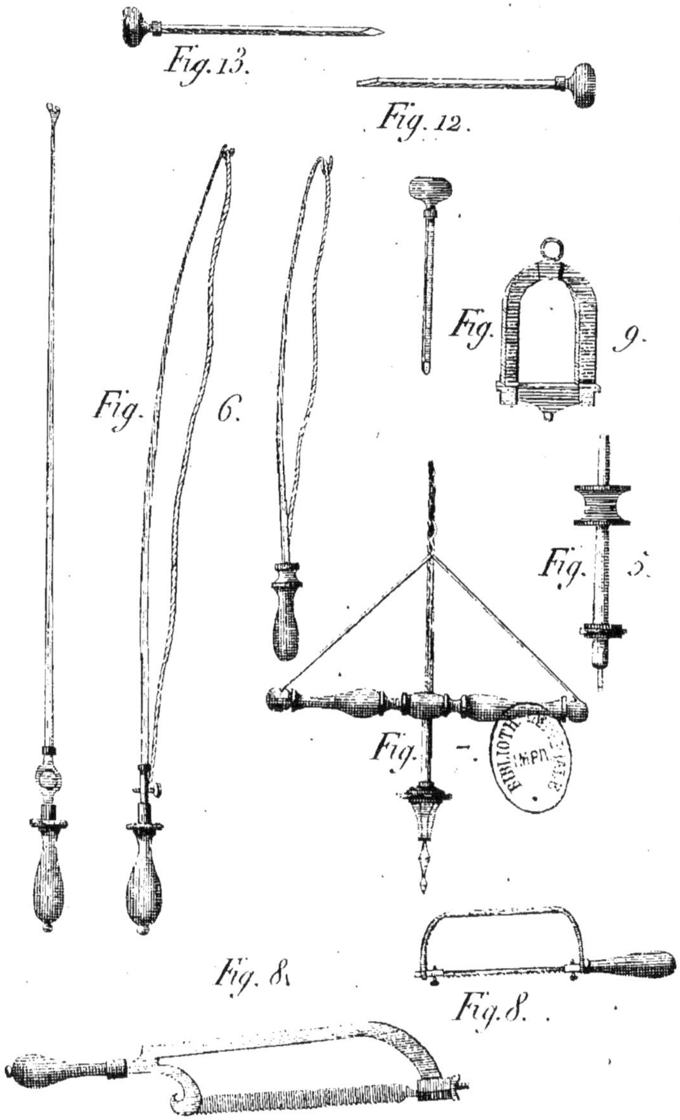

3

Fig. 13.

Fig. 12.

Fig. 9.

Fig. 6.

Fig. 5.

Fig. 7.

Fig. 8.

Fig. 8.

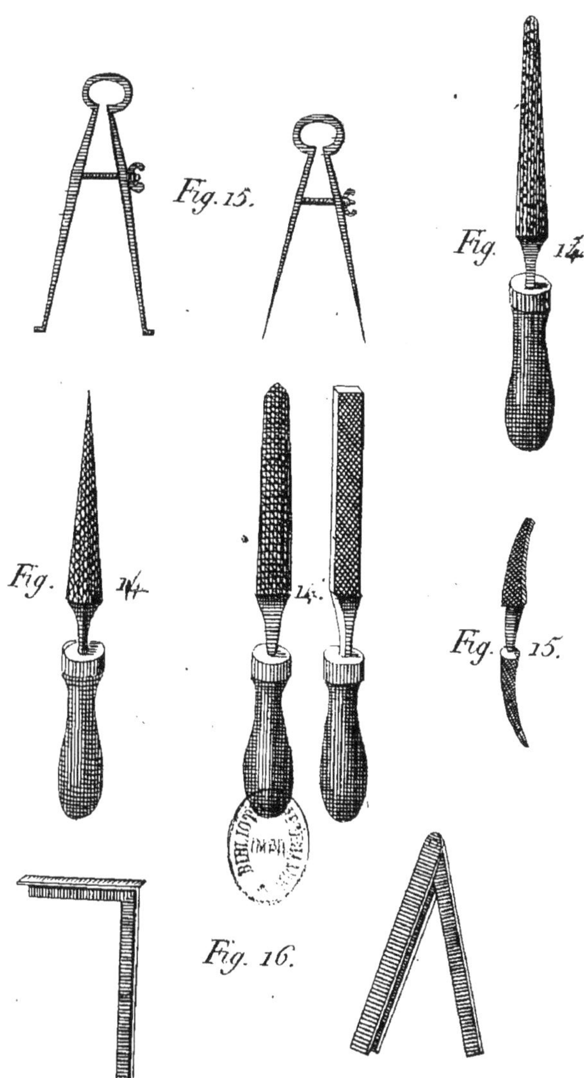
Fig. 15.
Fig. 14.
Fig. 14.
14.
Fig. 15.
Fig. 16.

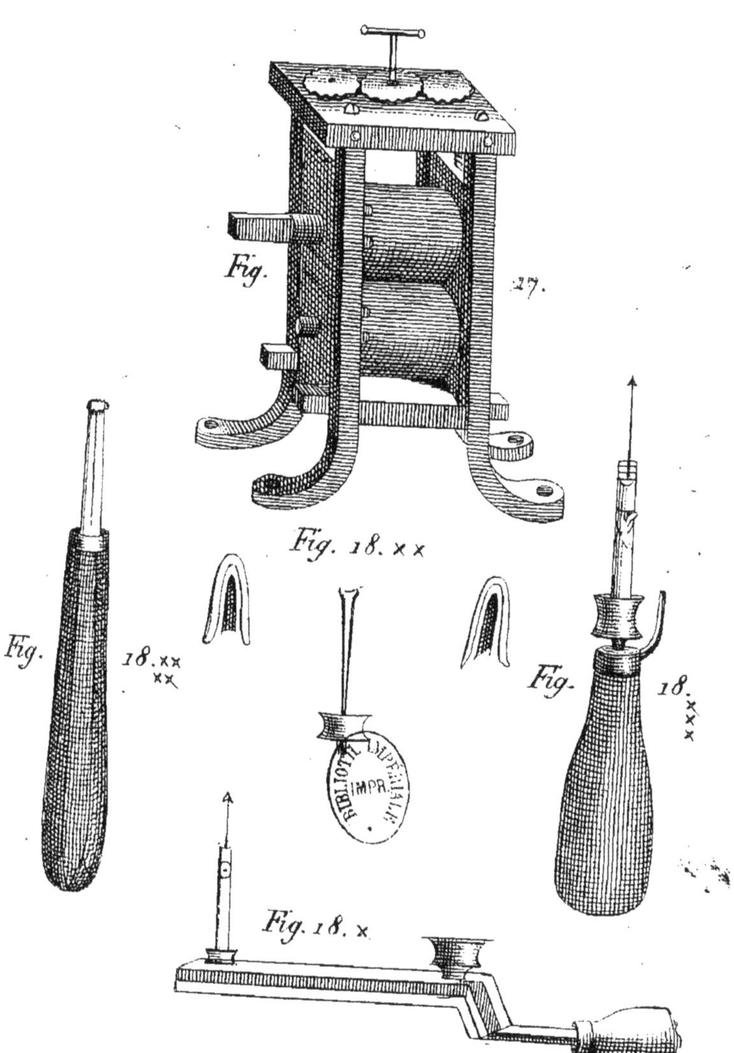
Fig. 27.
Fig. 18. x x
Fig. 18. x x
x x
Fig. 18. x x x
Fig. 18. x

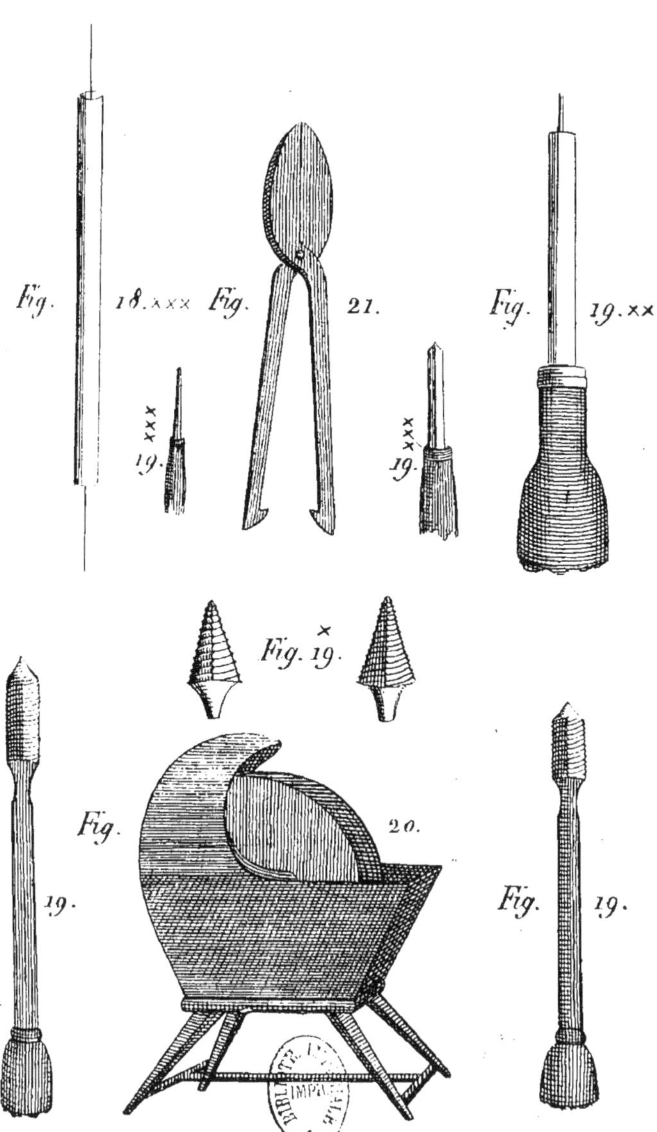
Fig. 18.xxx
Fig. 21.
Fig. 19.xx
19.xxx
19.xxx
Fig. 19.x
Fig. 20.
Fig. 19.
Fig. 19.

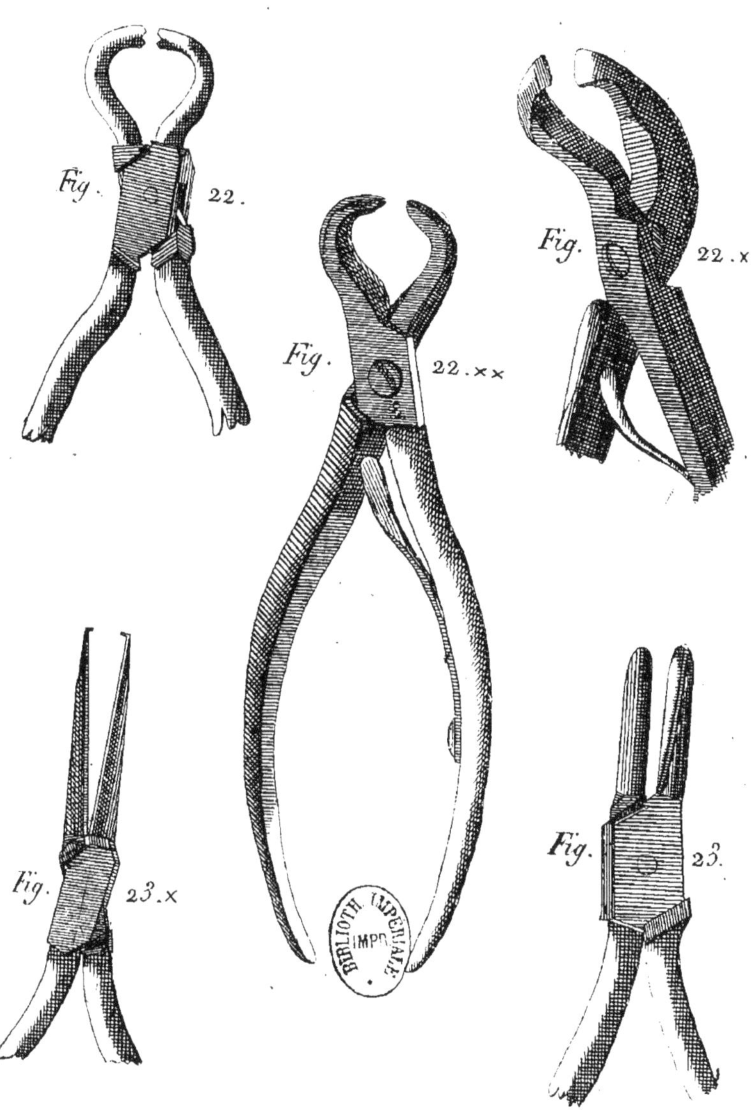
Fig. 22.
Fig. 22.×
Fig. 22.××
Fig. 23.×
Fig. 23.

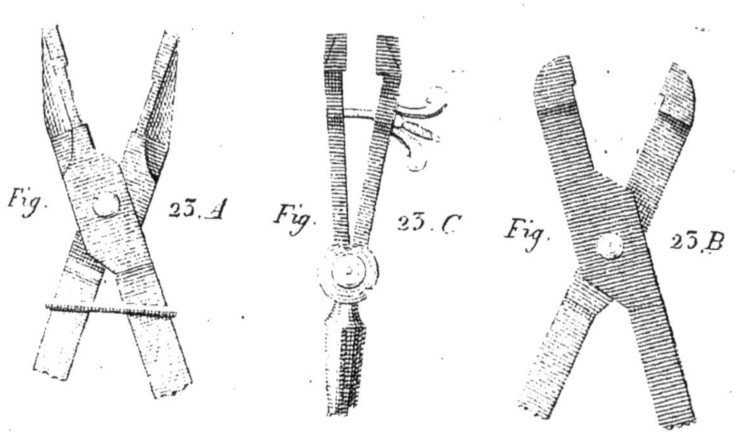
Fig. 23.A
Fig. 23.C
Fig. 23.B

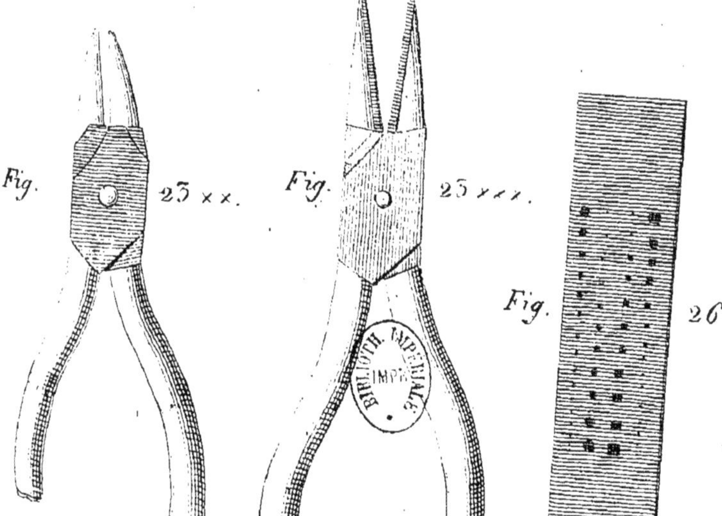
Fig. 23 × ×.
Fig. 23 × × ×.
Fig. 26.

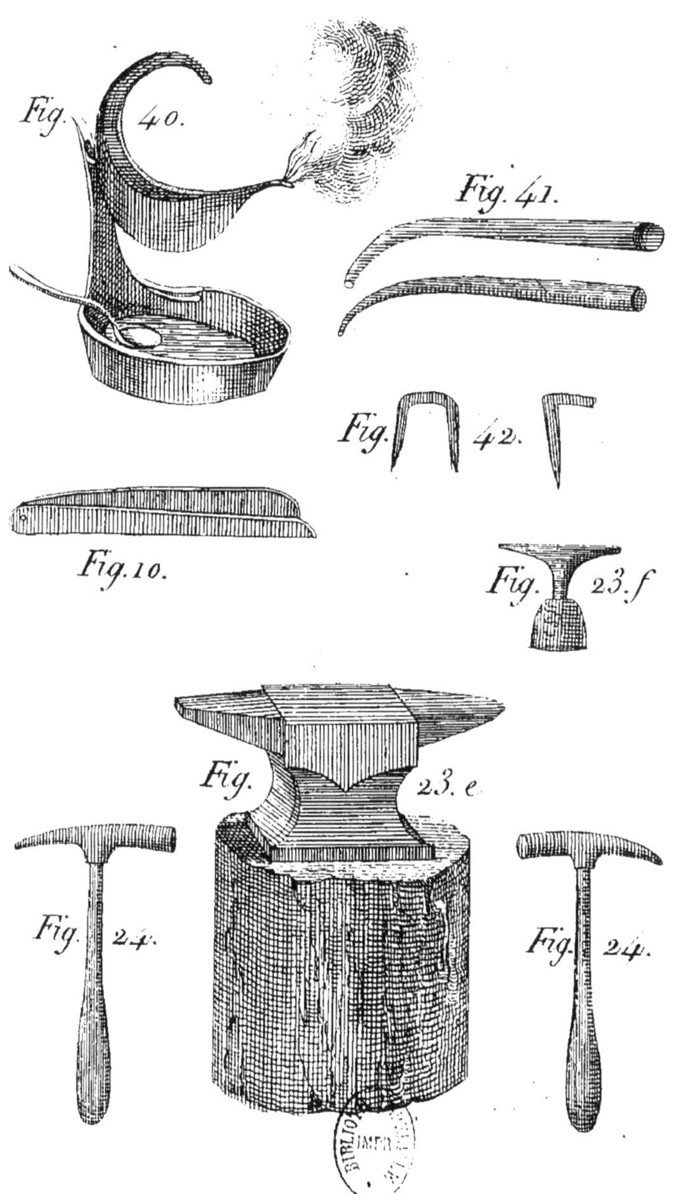
Fig. 40.
Fig. 41.
Fig. 42.
Fig. 10.
Fig. 23. f
Fig. 23. e
Fig. 24.
Fig. 24.

Fig. 27.

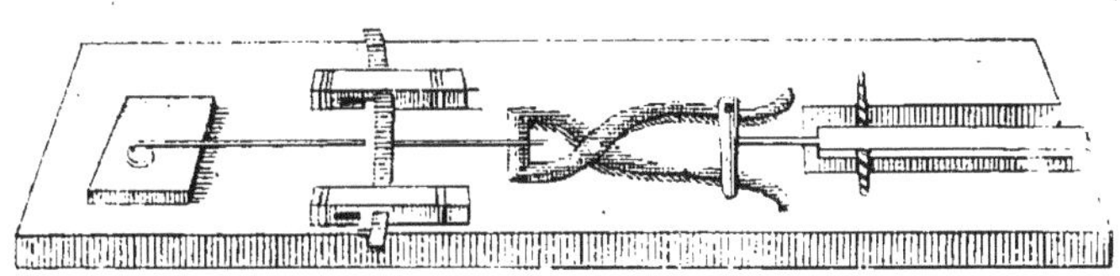

Fig. 28.

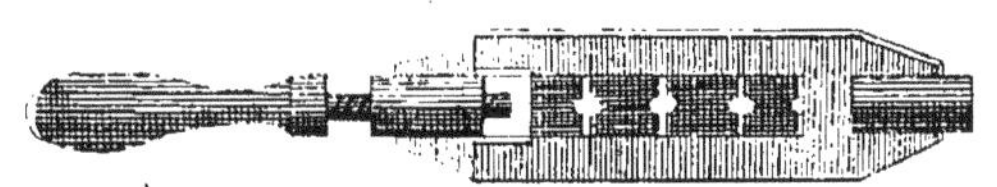

Fig. 31.

Fig. 29.

Fig. 30.

Fig. 31.

Fig. 30.

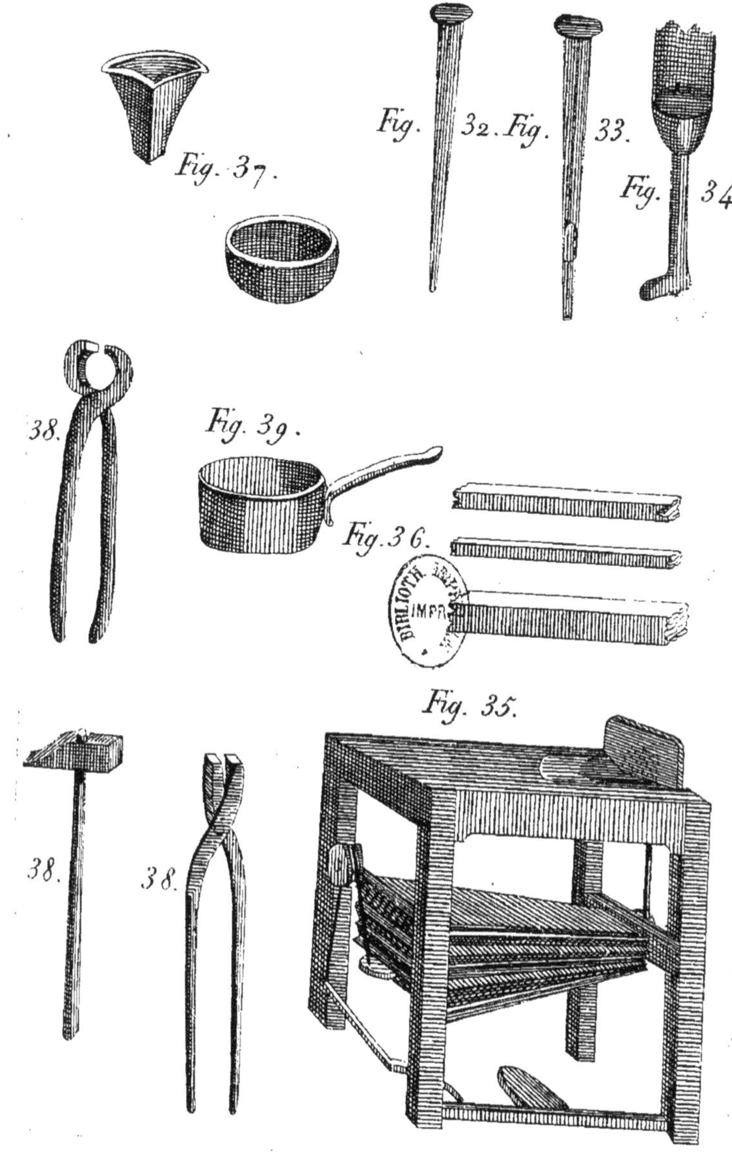
Fig. 37.
Fig. 32.
Fig. 33.
Fig. 34.
38.
Fig. 39.
Fig. 36.
Fig. 35.
38.
38.

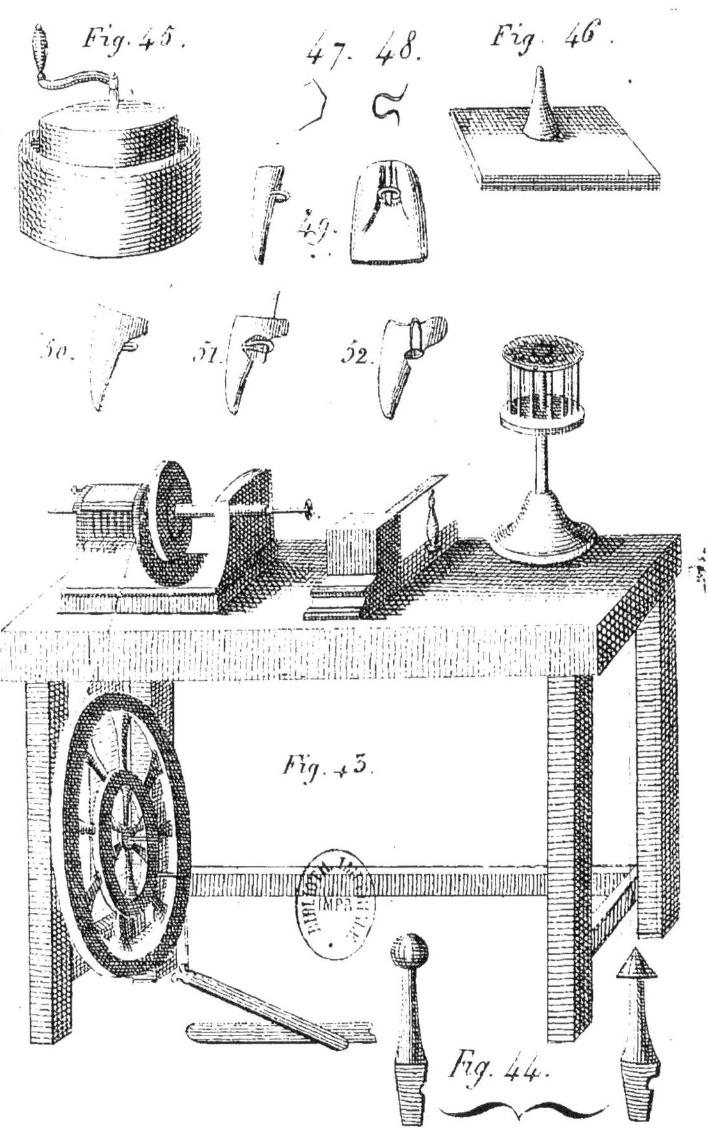
Fig. 45.
47. 48.
Fig. 46.
49.
50.
51.
52.
Fig. 43.
Fig. 44.

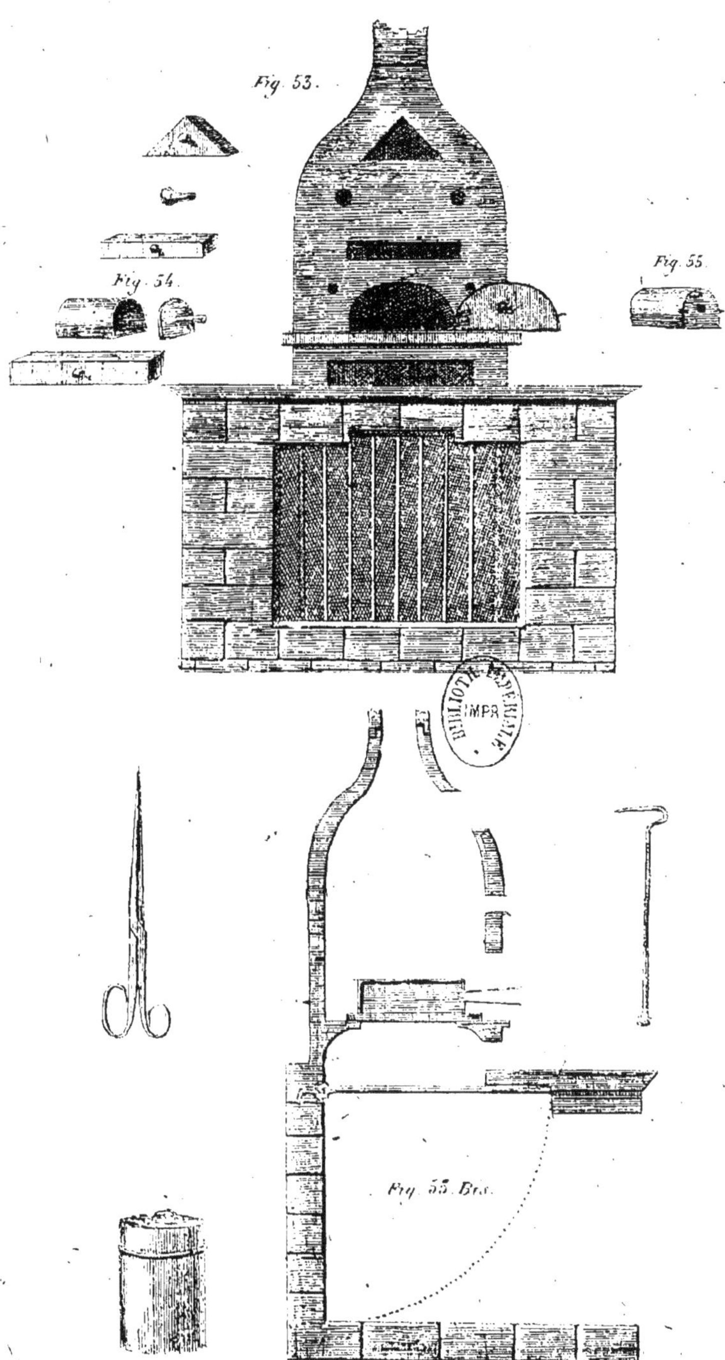
Fig. 53.
Fig. 54.
Fig. 55.
Fig. 53. Bis.

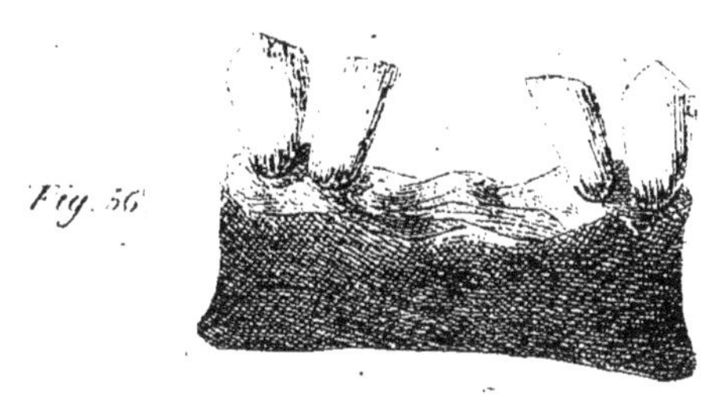

Fig. 56

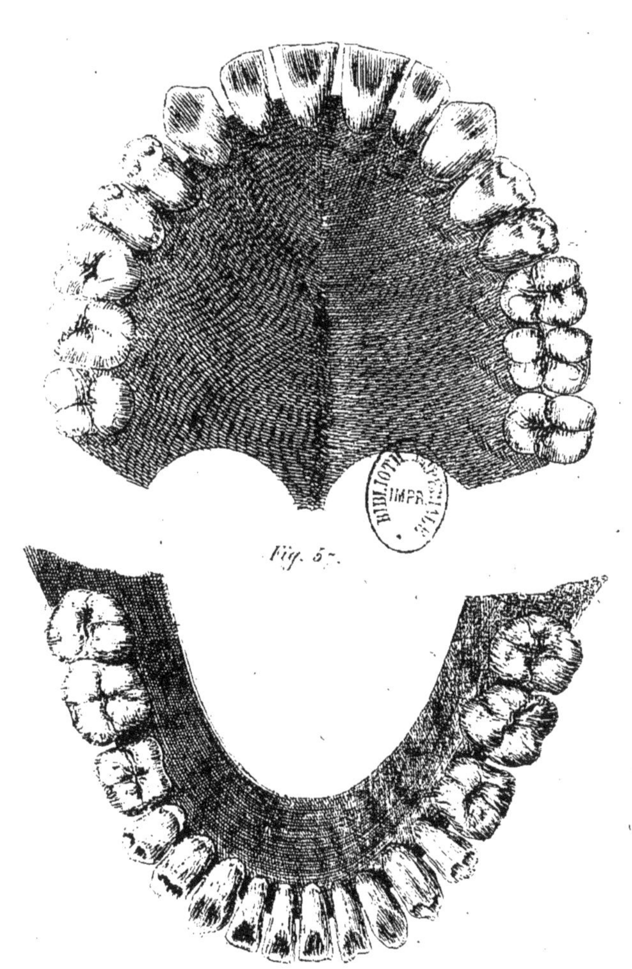

Fig. 57.

Lith. de Boulanier Fils par Brevet [illegible].

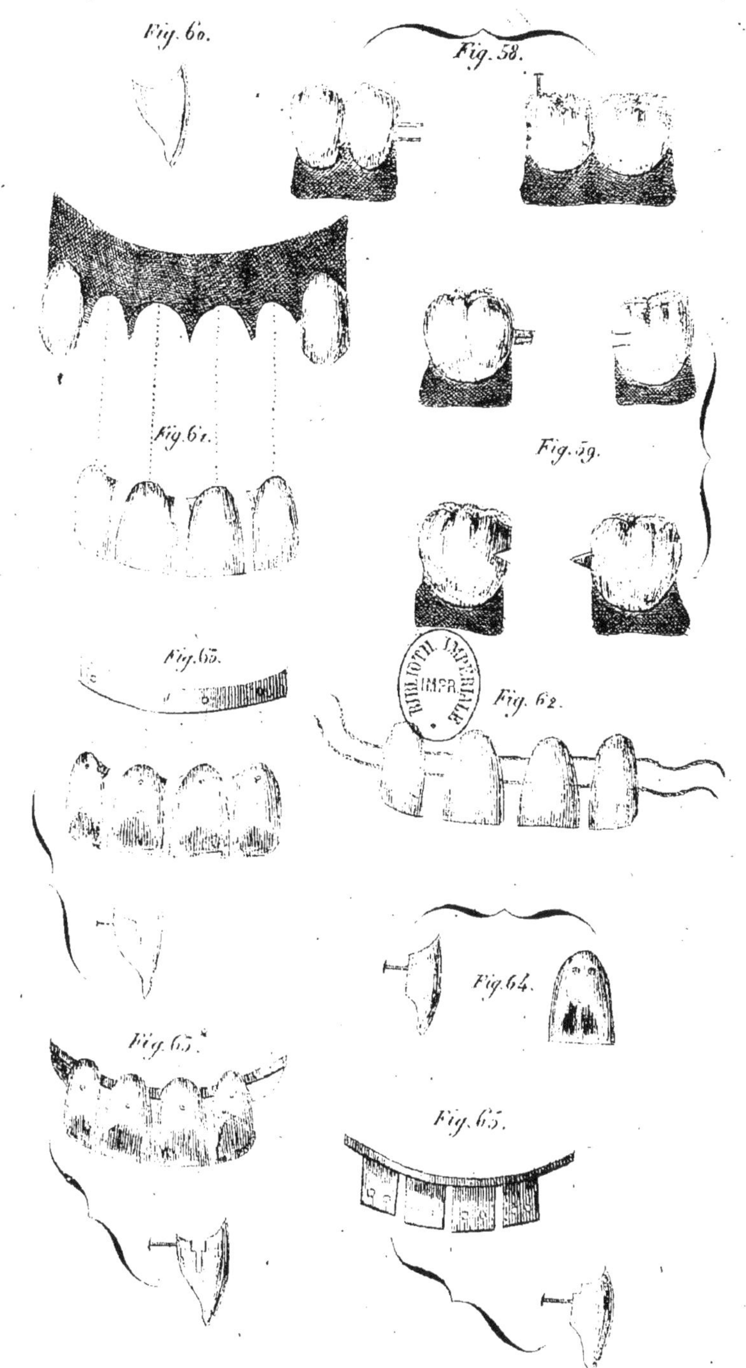

de Poulmier Fils par Brevet d'Invention

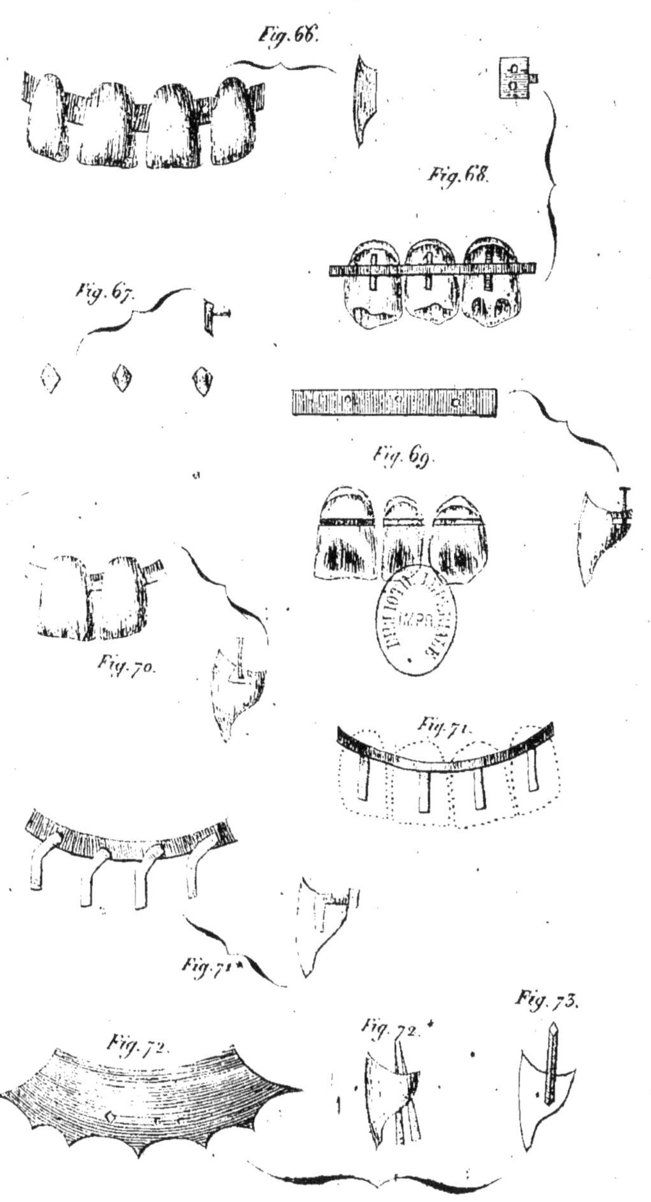

Le Poulmier Fils par Brevet d'Invention.

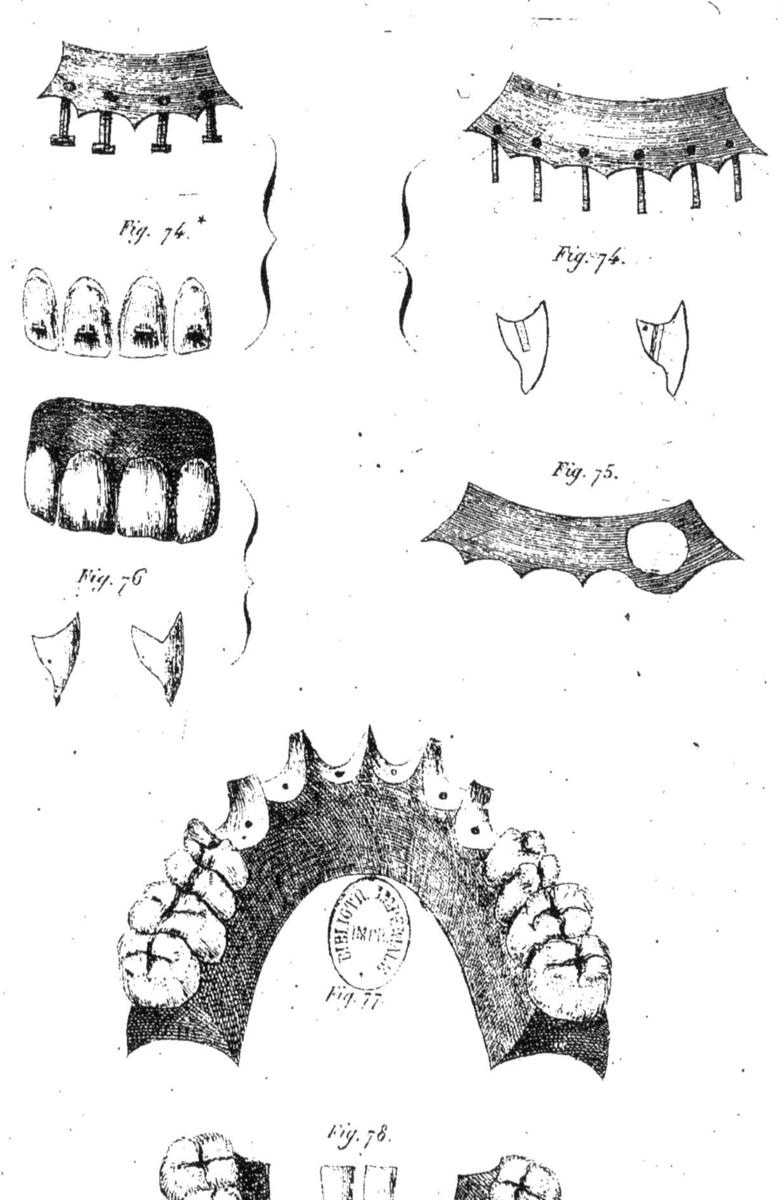

Lith. de Paulmier Fils par Brevet d'Invention.

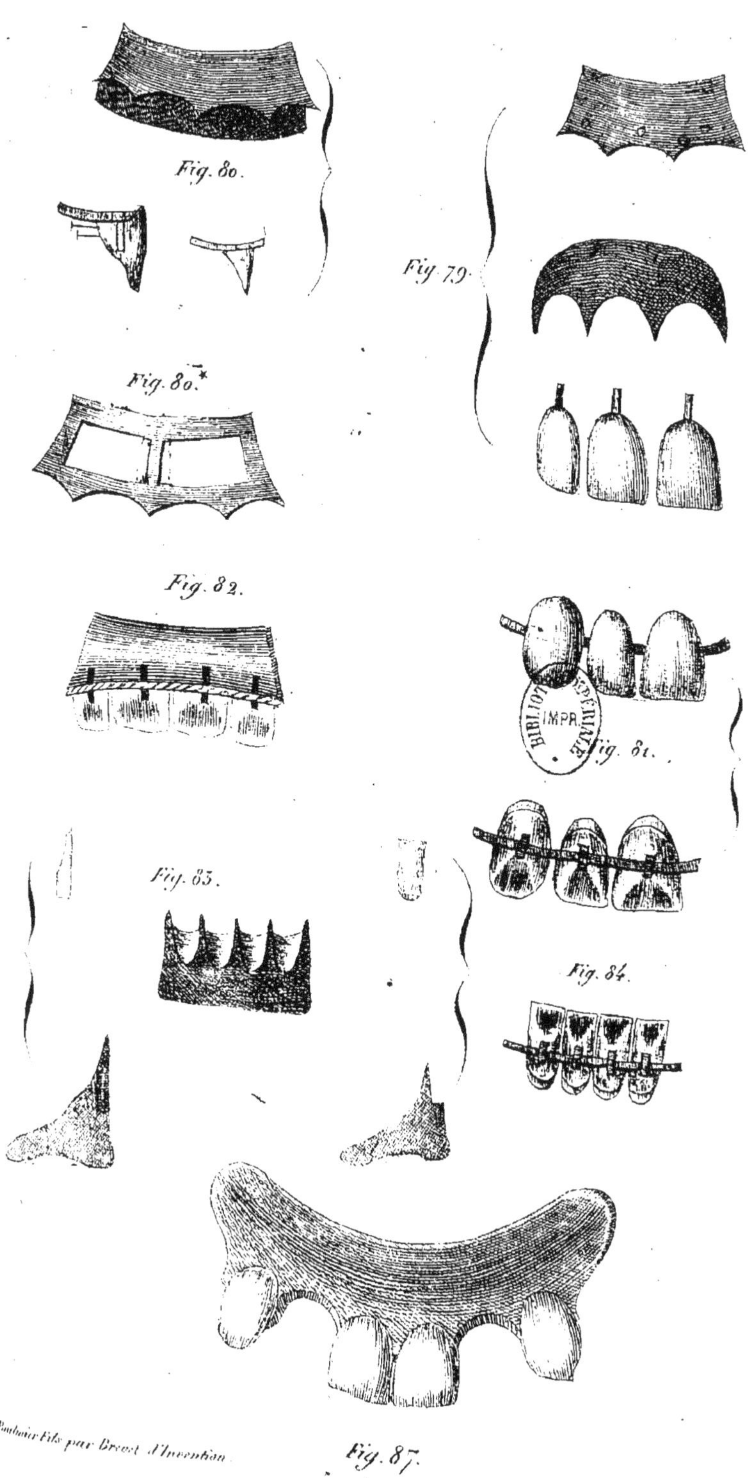
Fig. 80.
Fig. 79.
Fig. 80.*
Fig. 82.
Fig. 81.
Fig. 83.
Fig. 84.
Fig. 87.
Fils par Brevet d'Invention

Fig. 85.

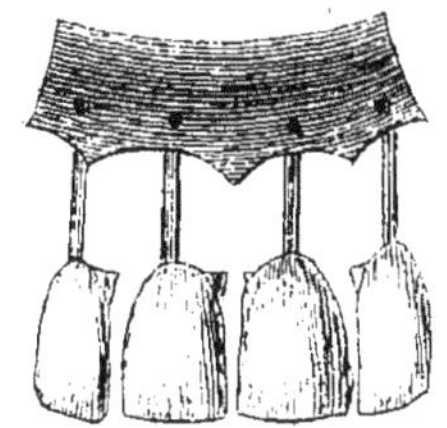

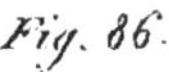

Fig. 86.

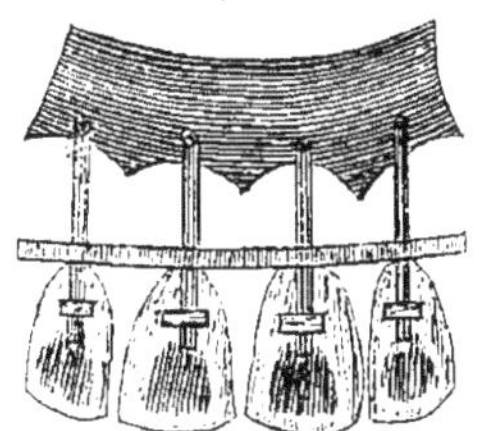

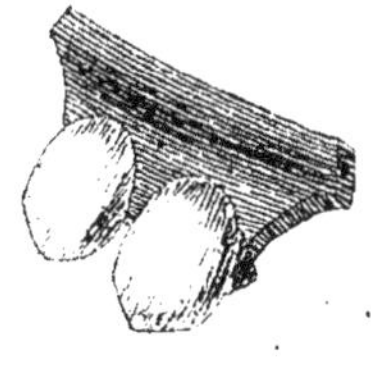

Fig. 88.

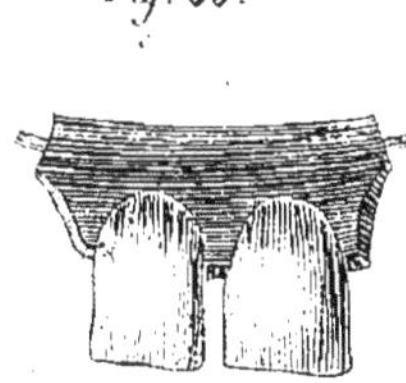

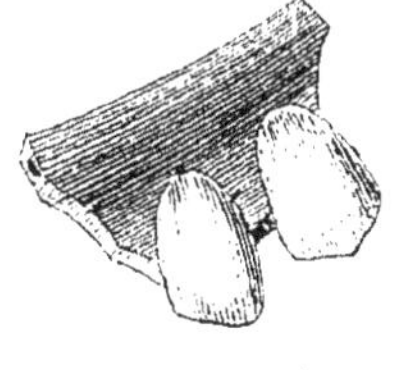

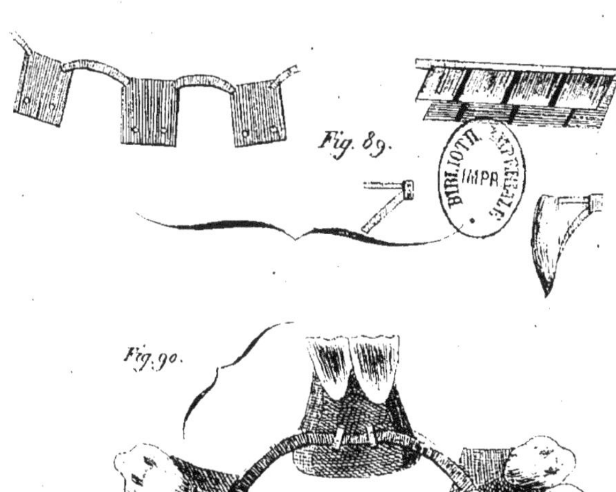

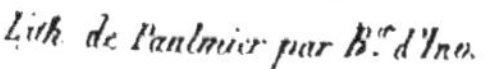

Lith. de Paulmier par B.[r] d'Ino.

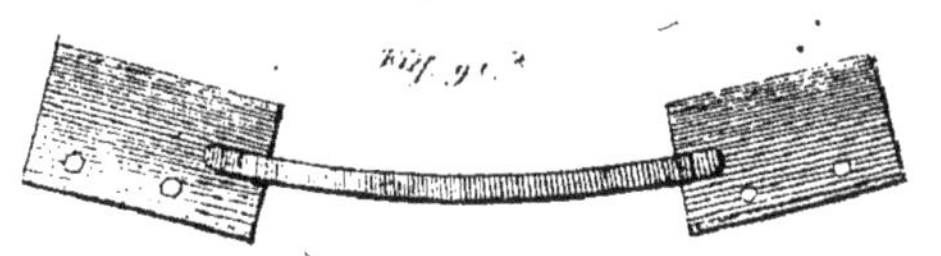

Fig. 91.

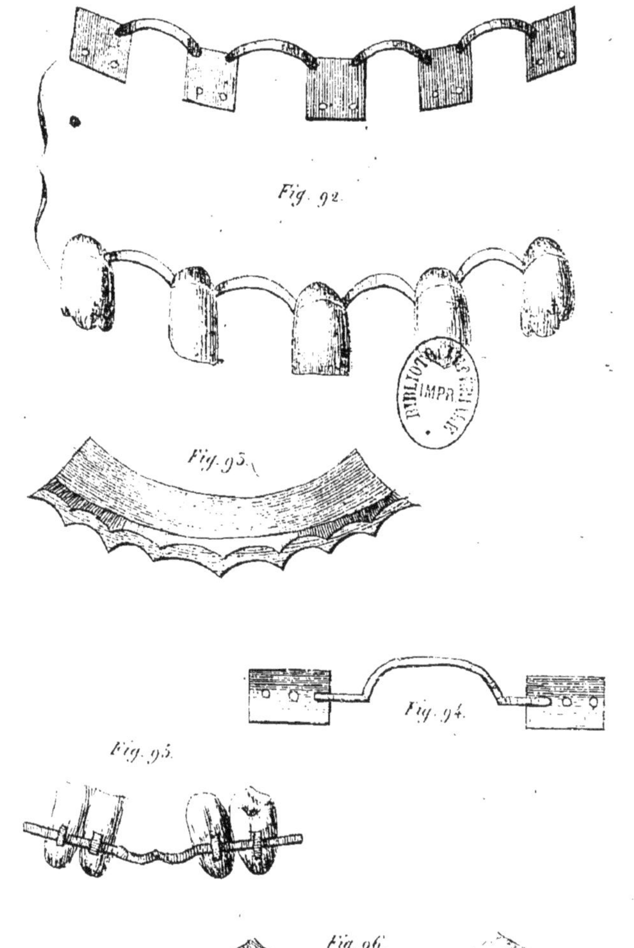

Fig. 92.

Fig. 93.

Fig. 94.

Fig. 95.

Fig. 96.

Lith. de Paulmier Fils par Brevet d'Invention.

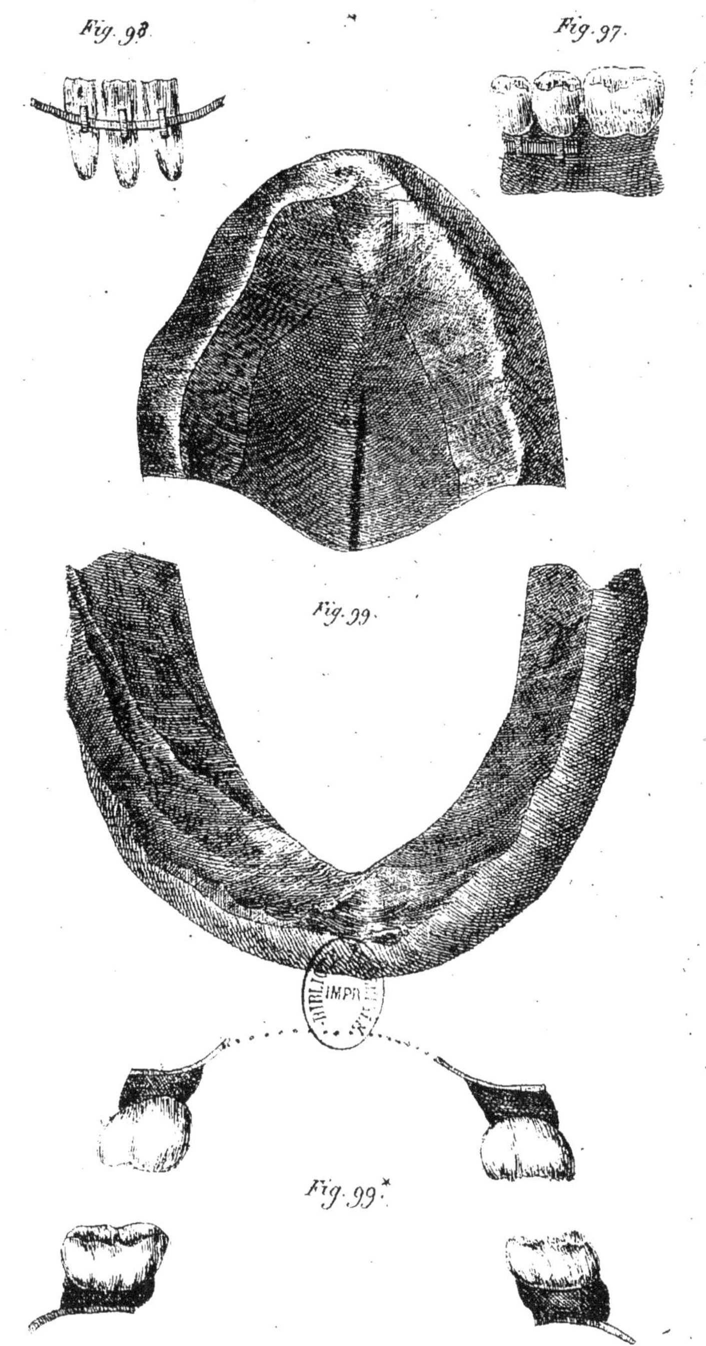

Lith. de Paulmier Fils par Brevet d'Invention.

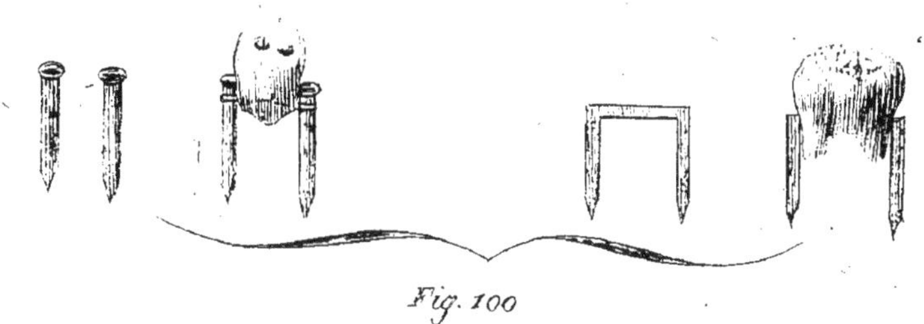

Fig. 100

Fig. 101.

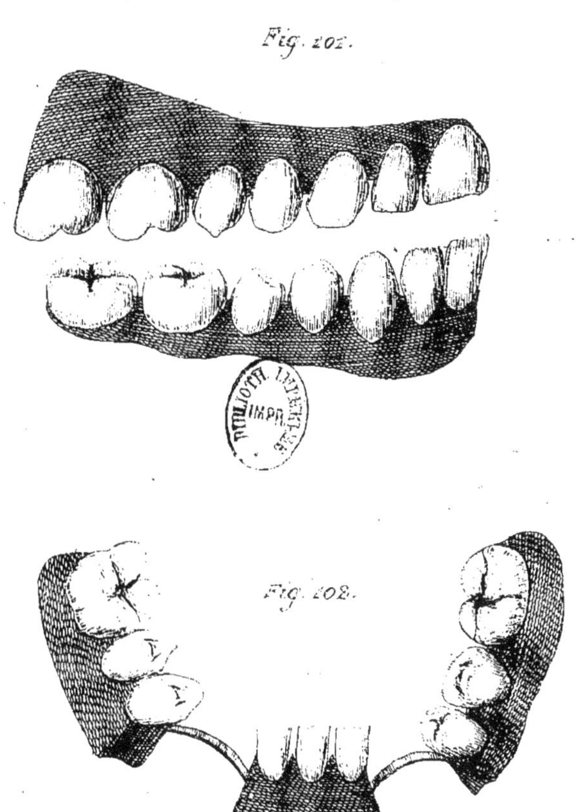

Fig. 102.

Lith. de Paulmier par B.^{té} d'Inv.^{on}

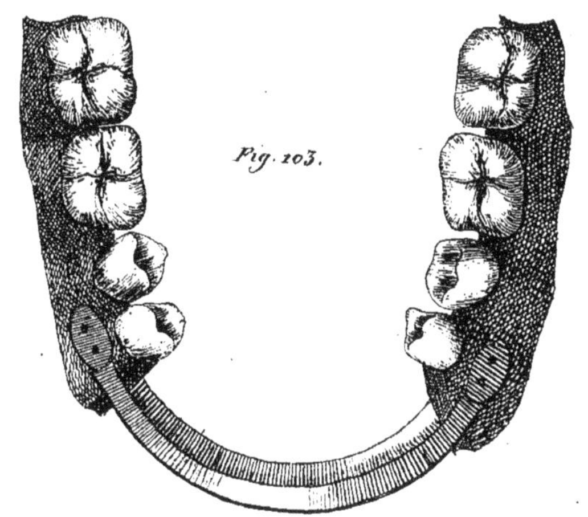
Fig. 103.

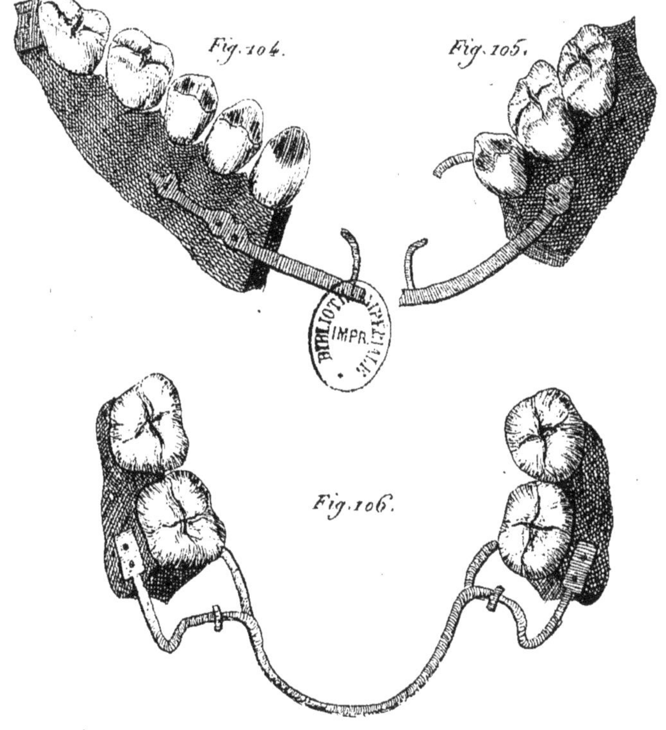
Fig. 104.
Fig. 105.
Fig. 106.

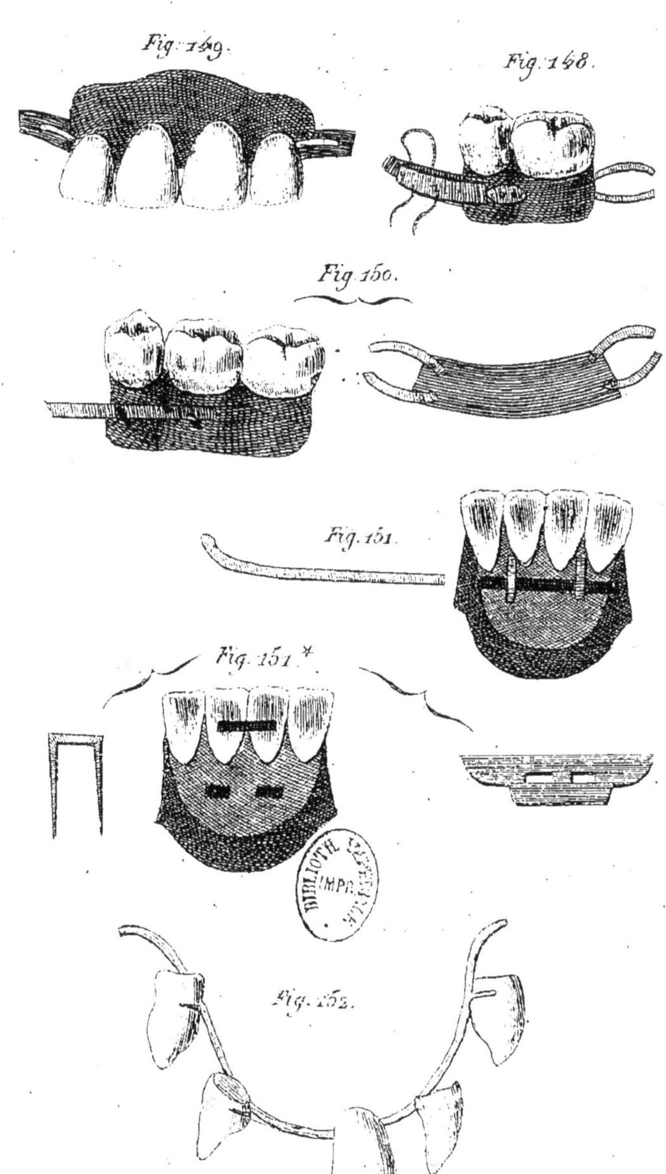

Lith. de Paulmier par Bre d'Inven

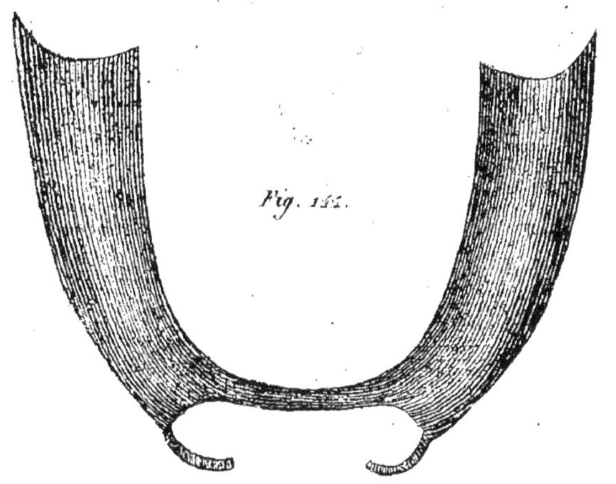

Fig. 111.

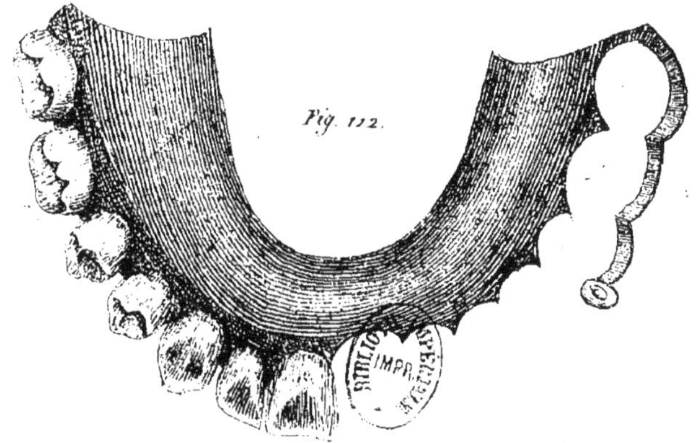

Fig. 112.

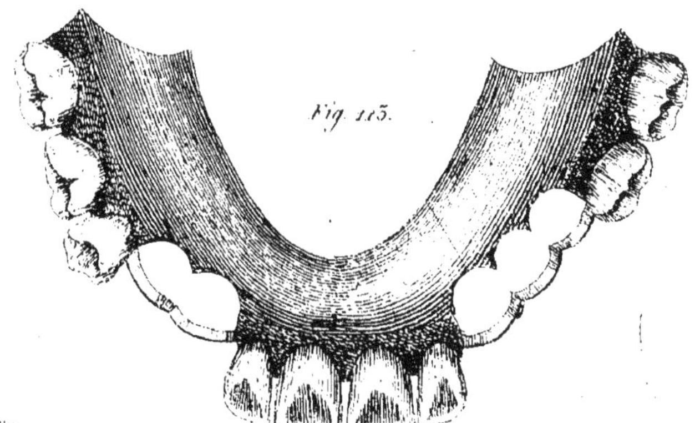

Fig. 113.

Poulenier Fils par Brevet d'Invention.

Fig. 114.

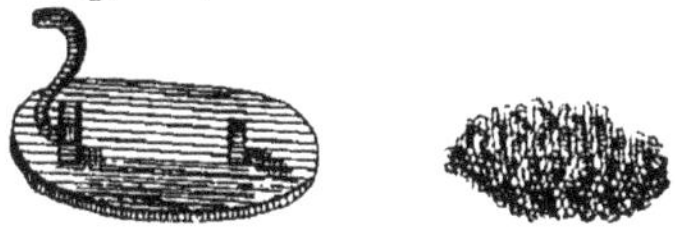

Fig. 115.

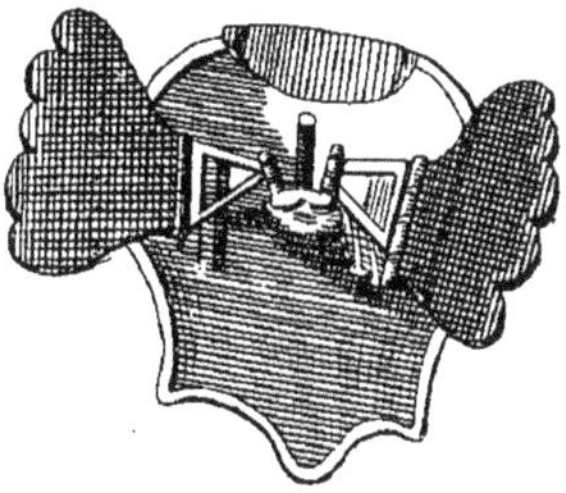

Fig. 116.

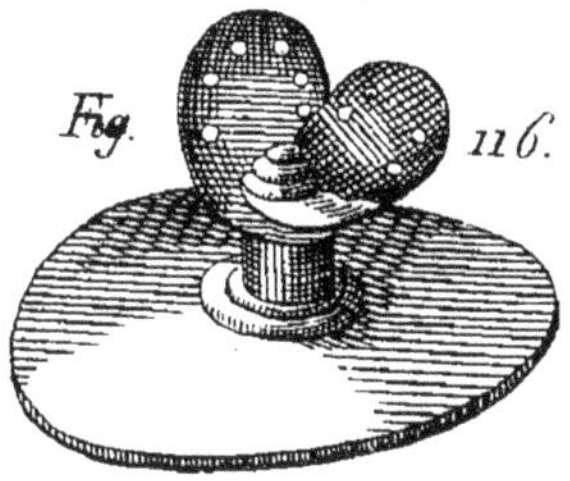

Fig. 116.x

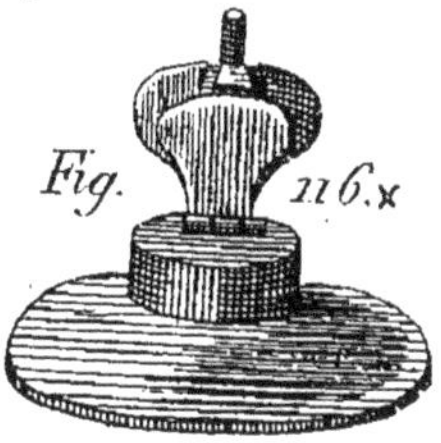

Fig. 116.xxxx

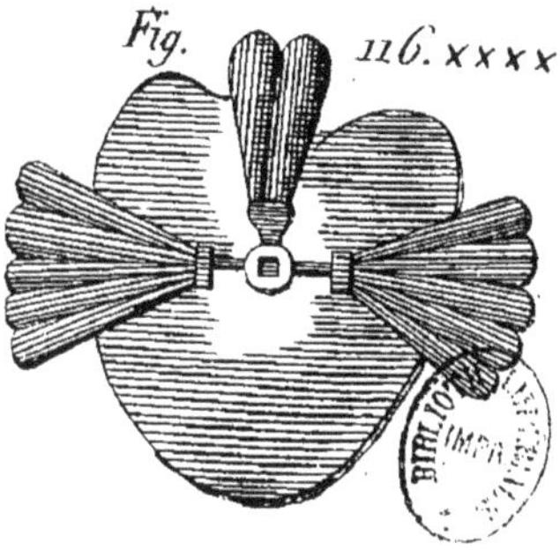

Fig. 116.xxx

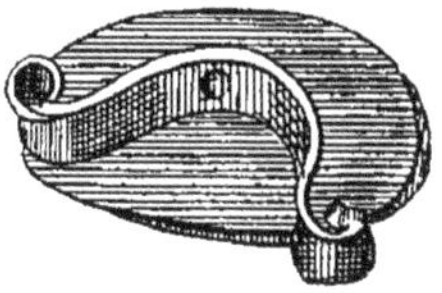

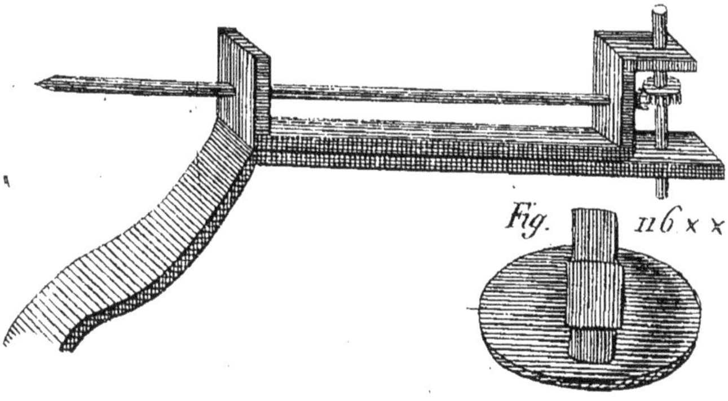

Fig. 116xx.

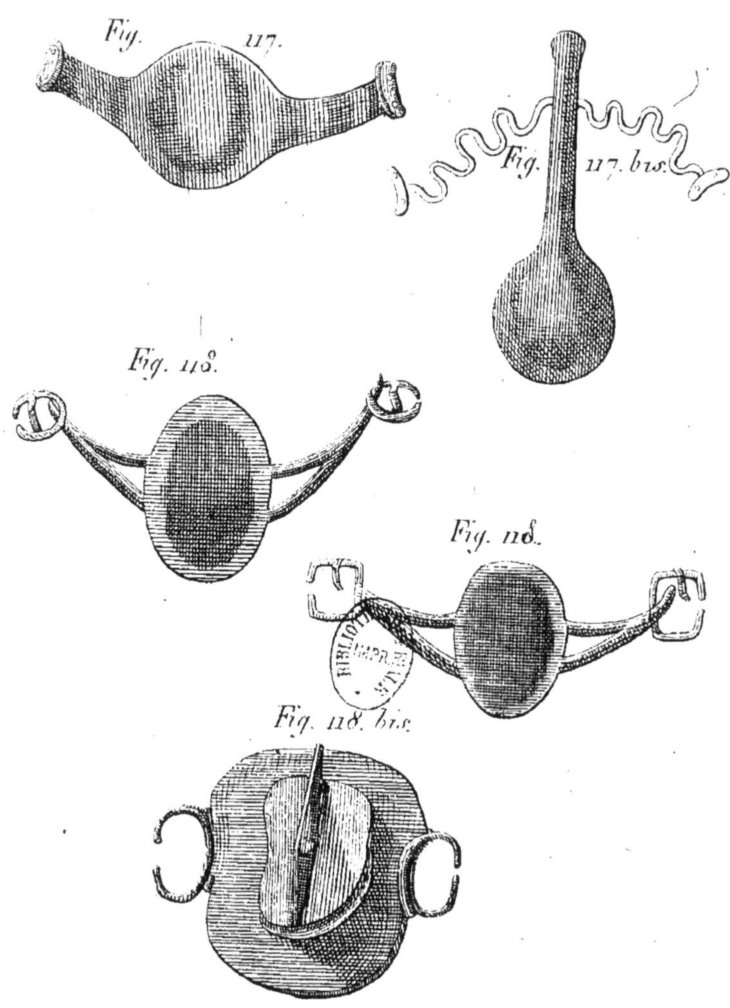
Fig. 117.
Fig. 117. bis.
Fig. 118.
Fig. 118.
Fig. 118. bis.

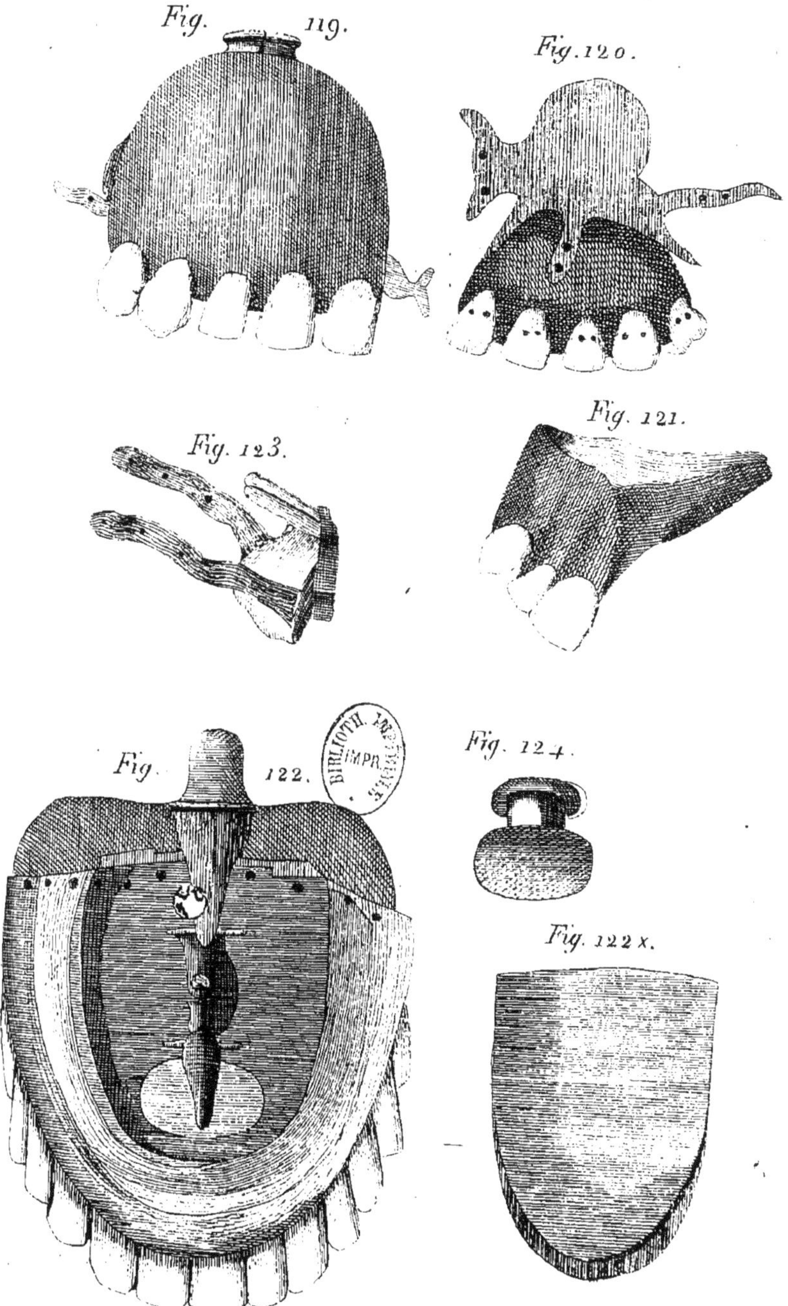
Fig. 119.
Fig. 120.
Fig. 123.
Fig. 121.
Fig. 122.
Fig. 124.
Fig. 122 x.

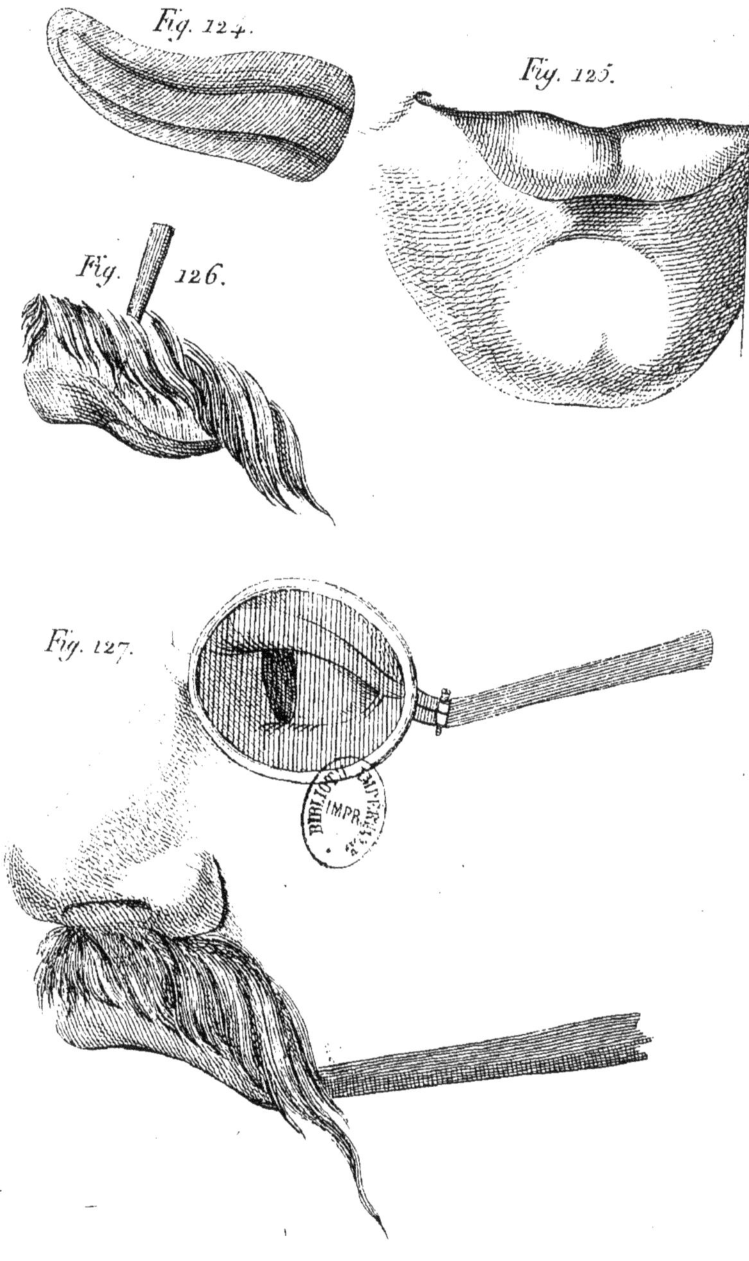
Fig. 124.
Fig. 125.
Fig. 126.
Fig. 127.

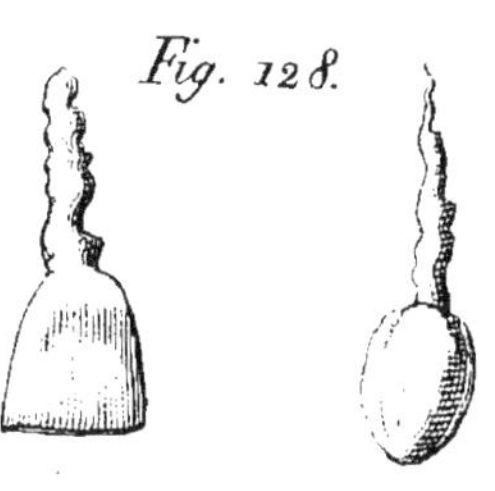

Fig. 128.

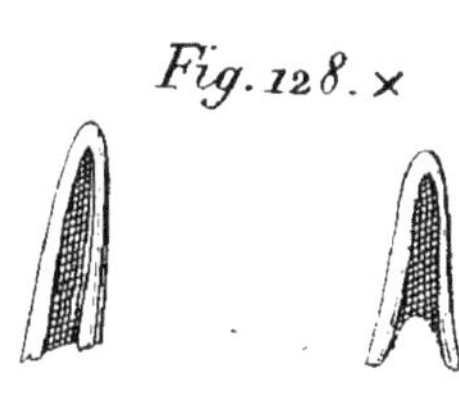

Fig. 128. ×

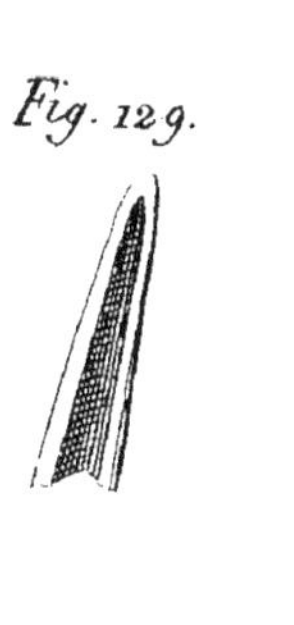

Fig. 129.

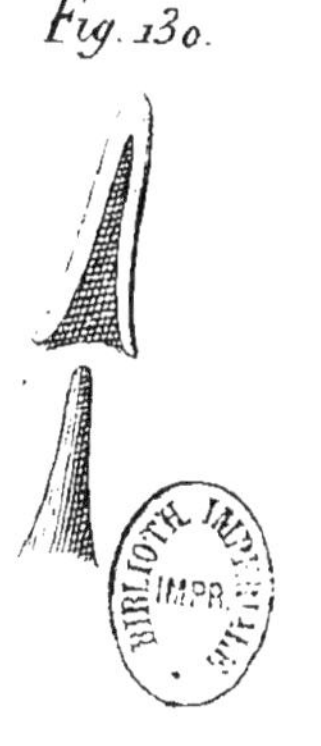

Fig. 130.

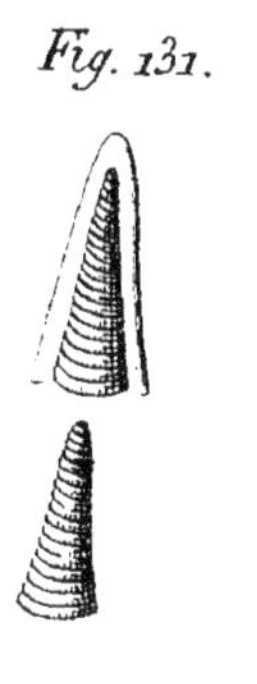

Fig. 131.

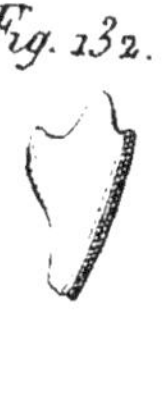

Fig. 132.

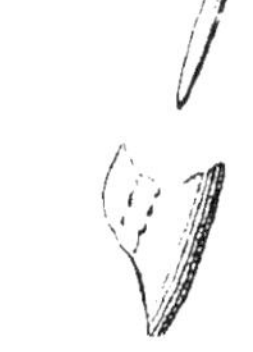

Fig. 133.

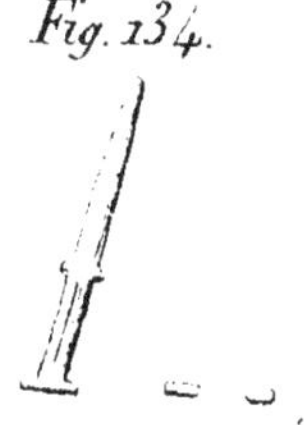

Fig. 134.

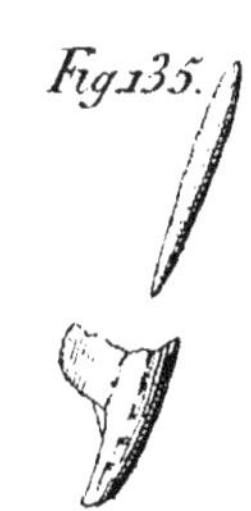

Fig. 135.

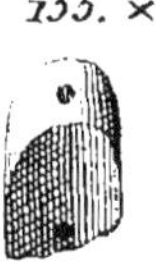

135. ×

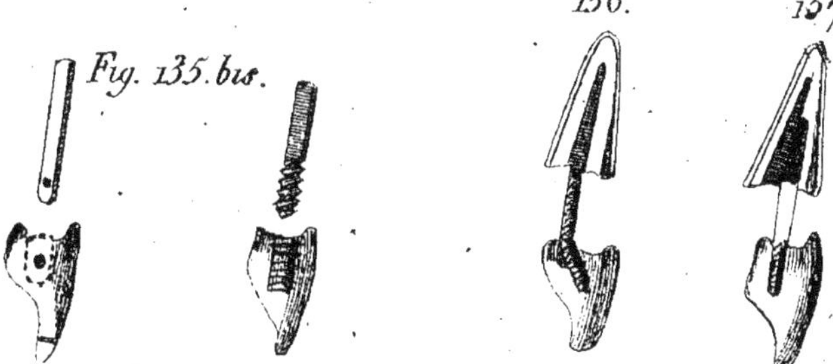
Fig. 135. bis.
136.
137.

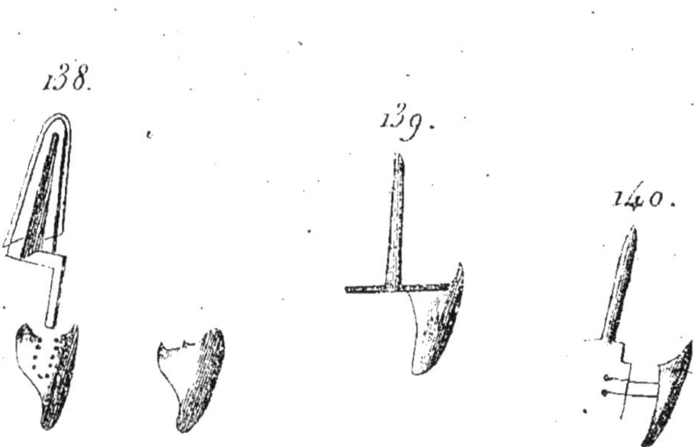
138.
139.
140.

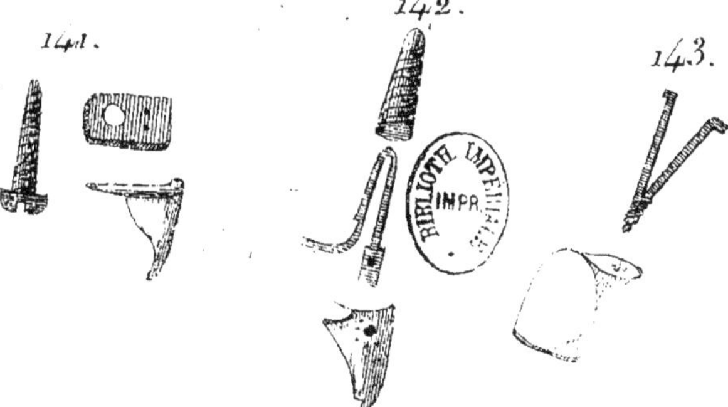
141.
142.
143.

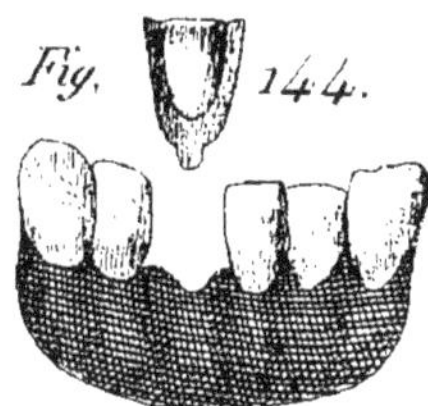
Fig. 144.

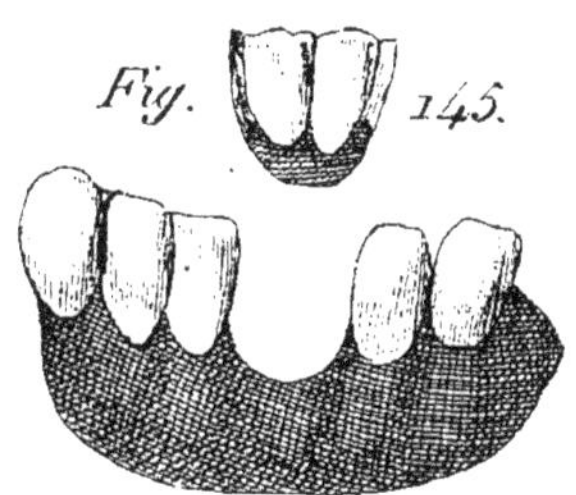
Fig. 145.

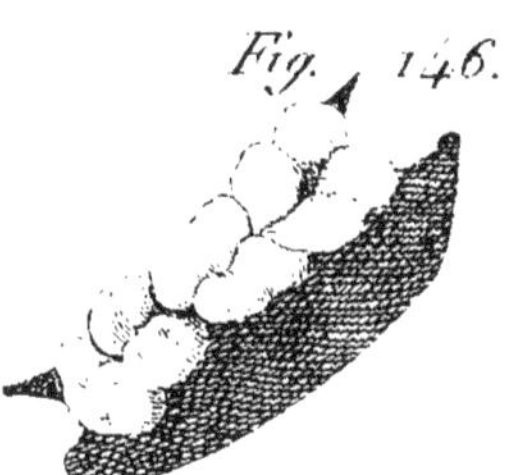
Fig. 146.

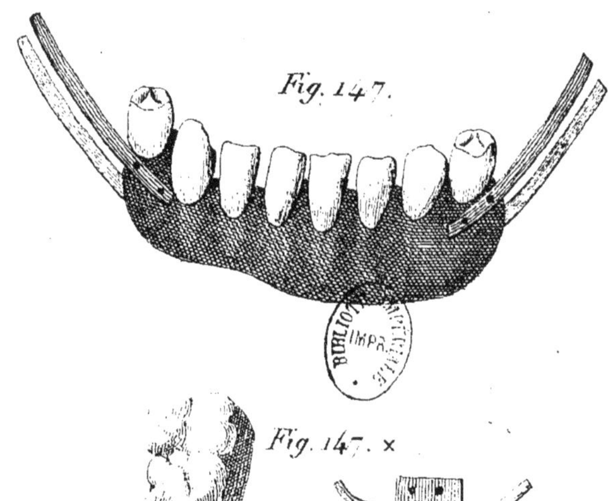
Fig. 147.

Fig. 147. ×

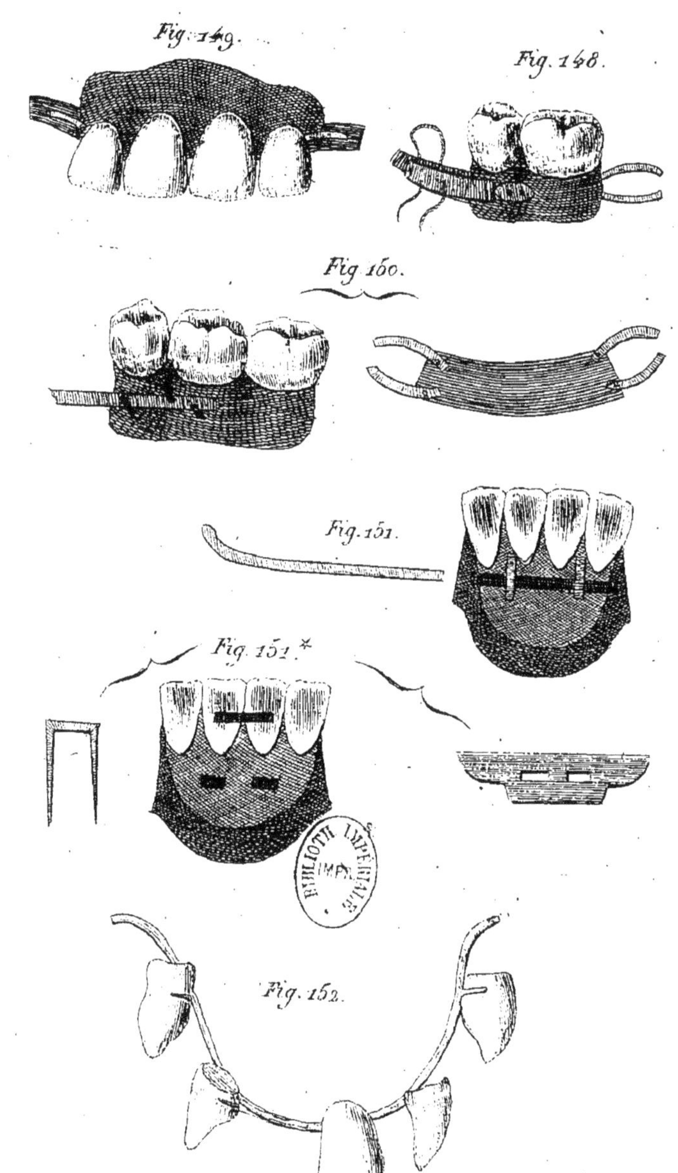

lith. de Paulmier par B.t d'Inv.en

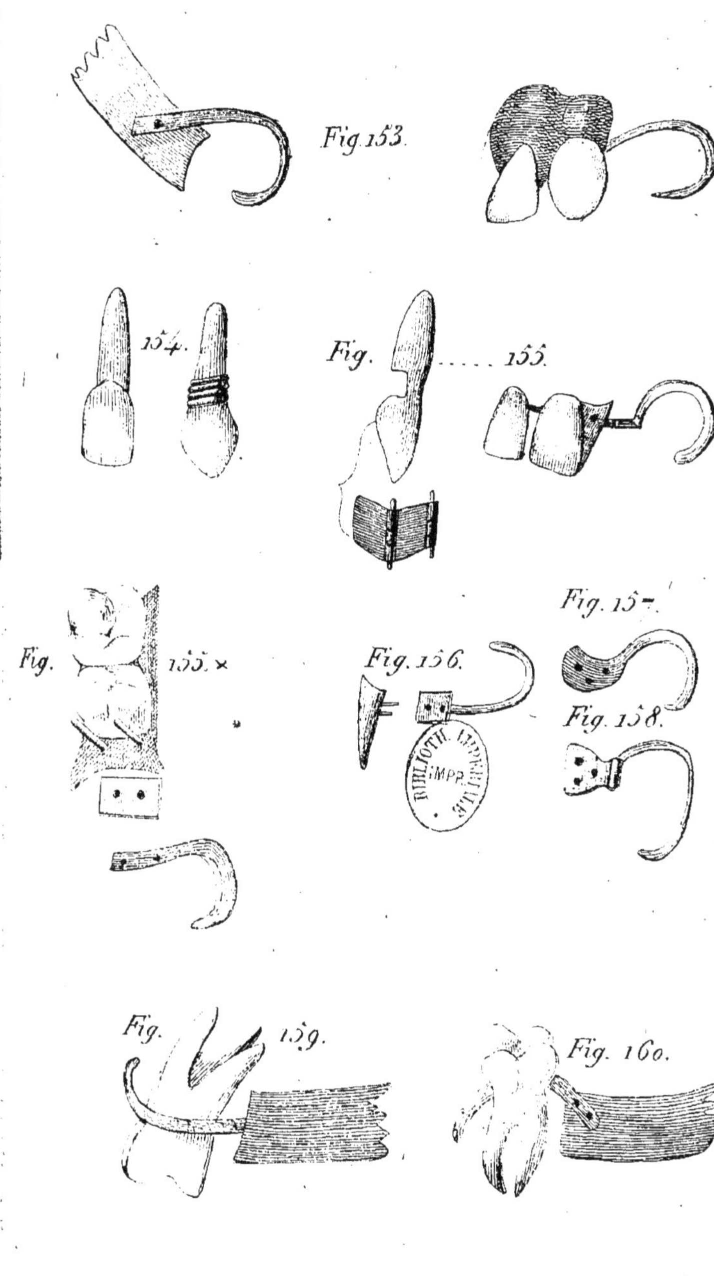
Fig. 153.
154.
Fig. ..... 155.
Fig. 155. ×
Fig. 156.
Fig. 157.
Fig. 158.
Fig. 159.
Fig. 160.

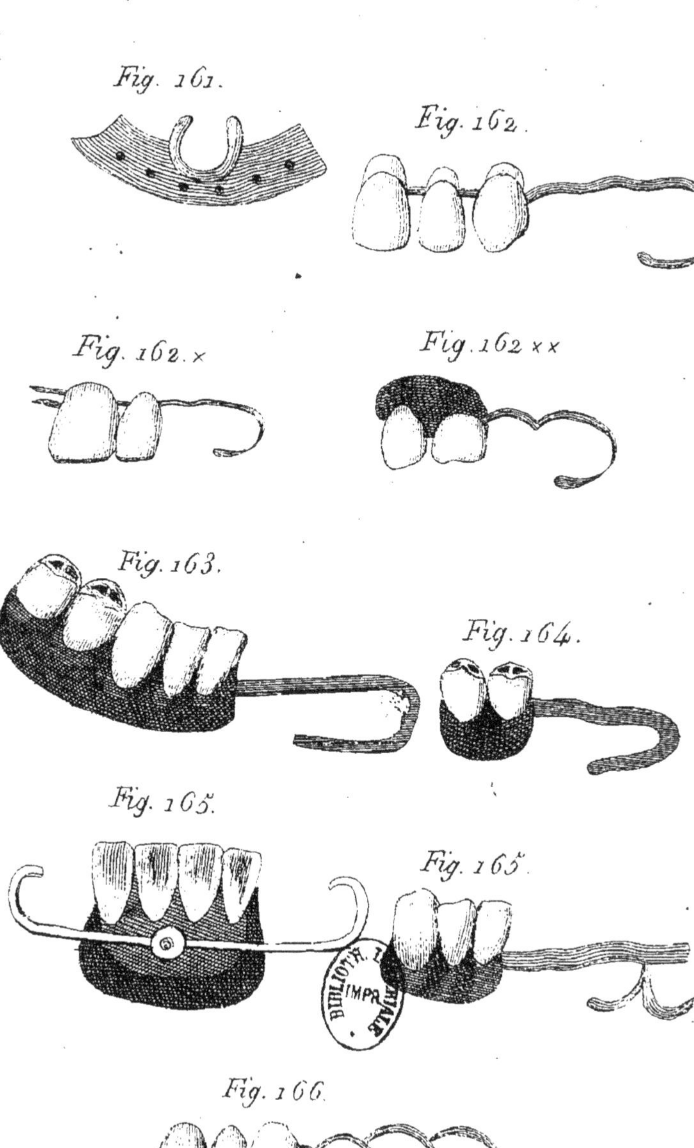
Fig. 161.
Fig. 162.
Fig. 162.×
Fig. 162××
Fig. 163.
Fig. 164.
Fig. 165.
Fig. 165.
Fig. 166.

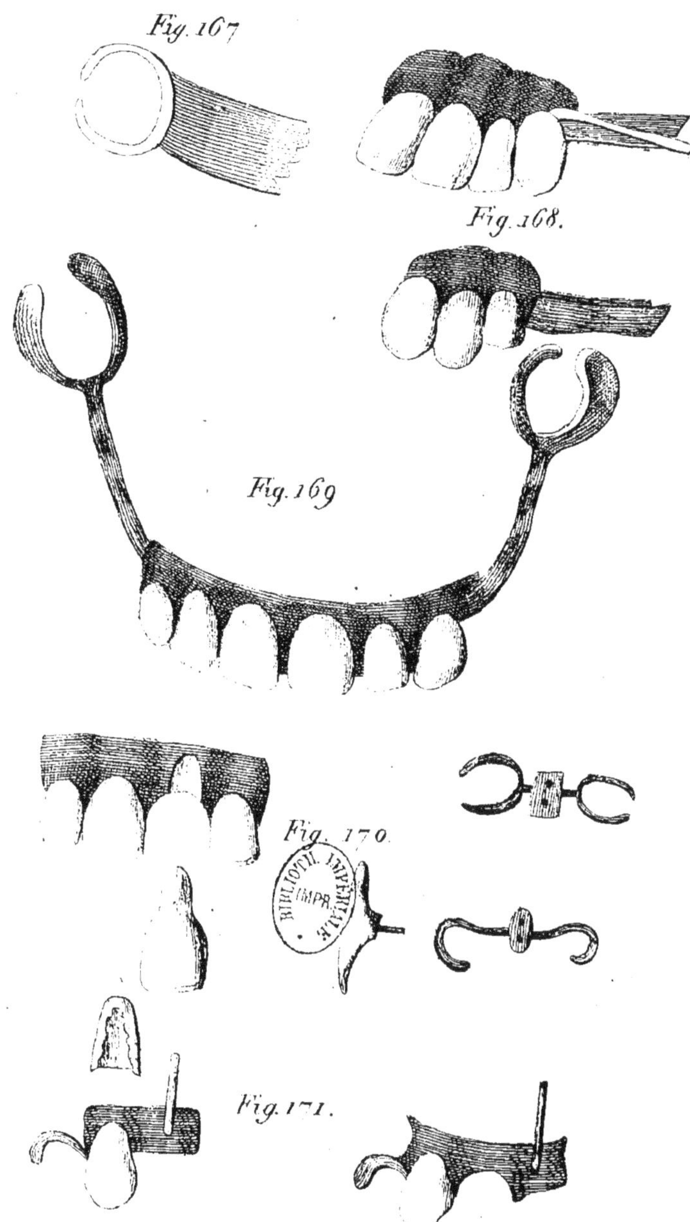
Fig. 167
Fig. 168.
Fig. 169
Fig. 170.
Fig. 171.

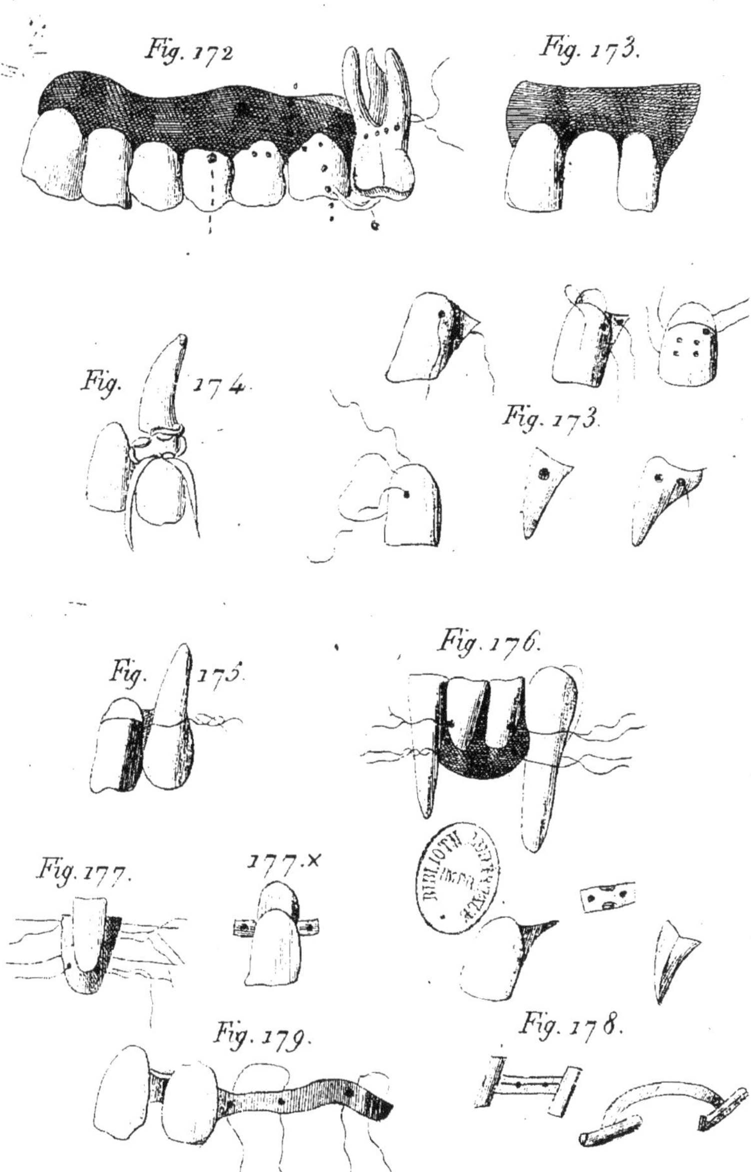
Fig. 172
Fig. 173.
Fig. 174.
Fig. 173.
Fig. 175.
Fig. 176.
Fig. 177.
177.×
Fig. 179.
Fig. 178.

Fig. 181.

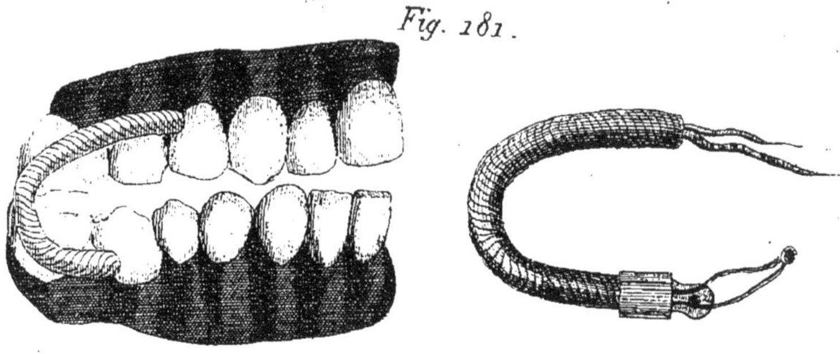

Fig. 180.

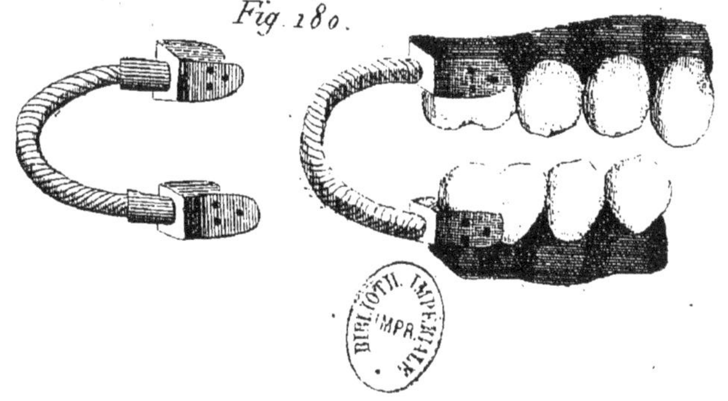

Fig. 180 x.

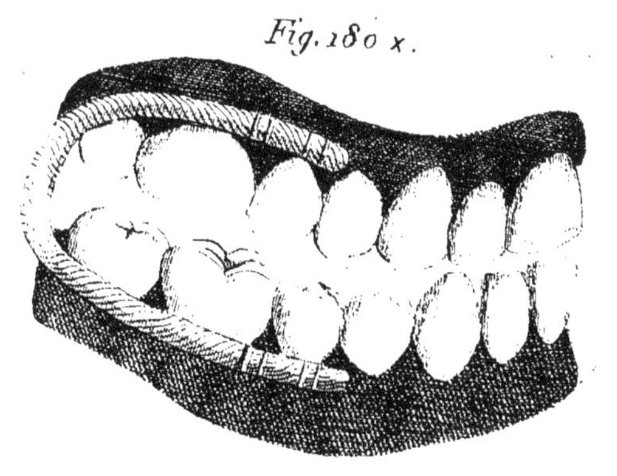

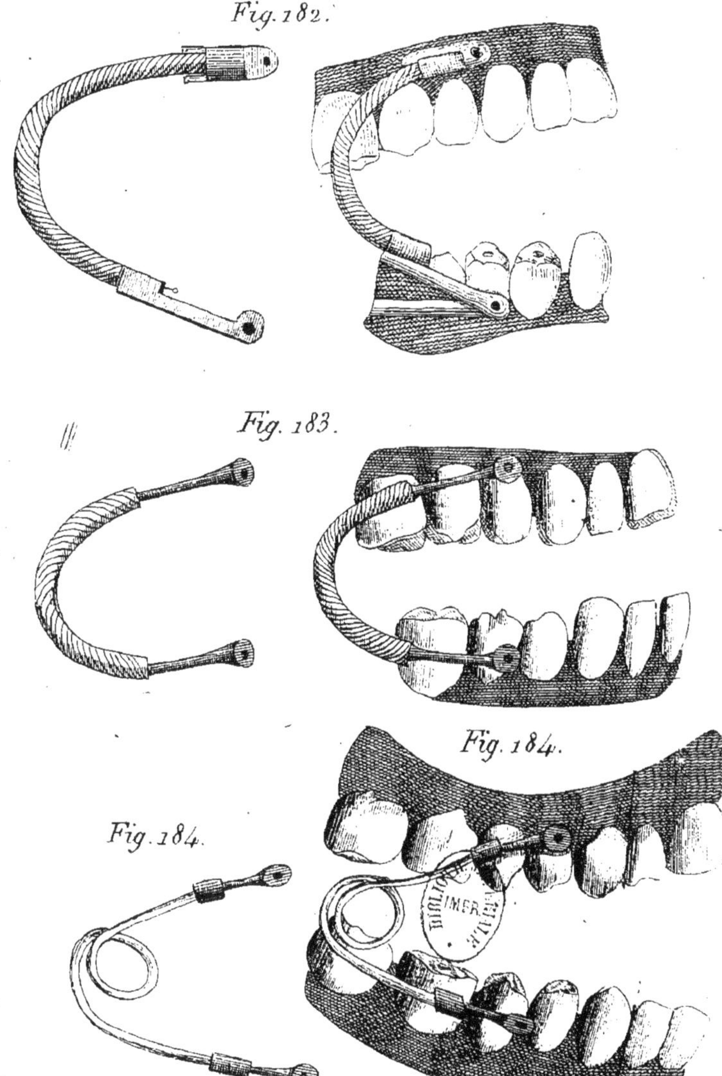

Fig. 182.

Fig. 183.

Fig. 184.

Fig. 184.

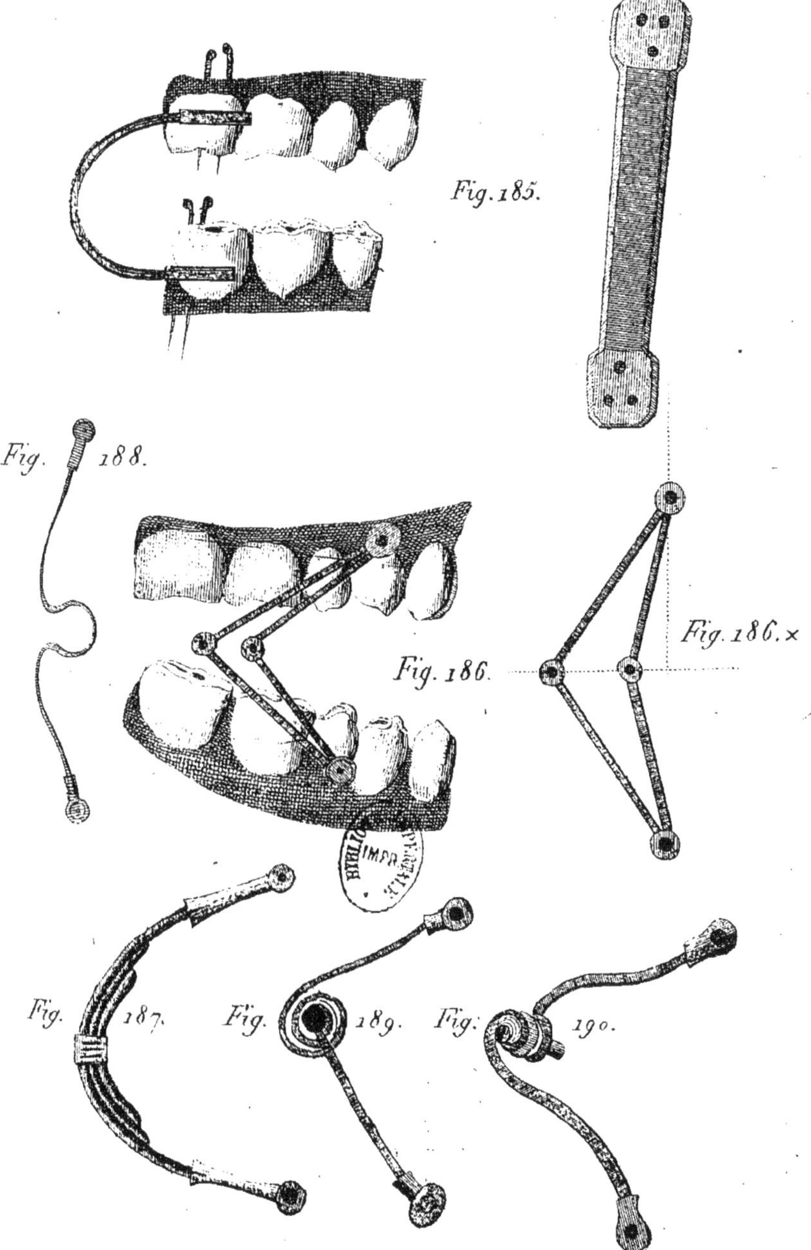
Fig. 185.
Fig. 188.
Fig. 186. x
Fig. 186.
Fig. 187.
Fig. 189.
Fig. 190.

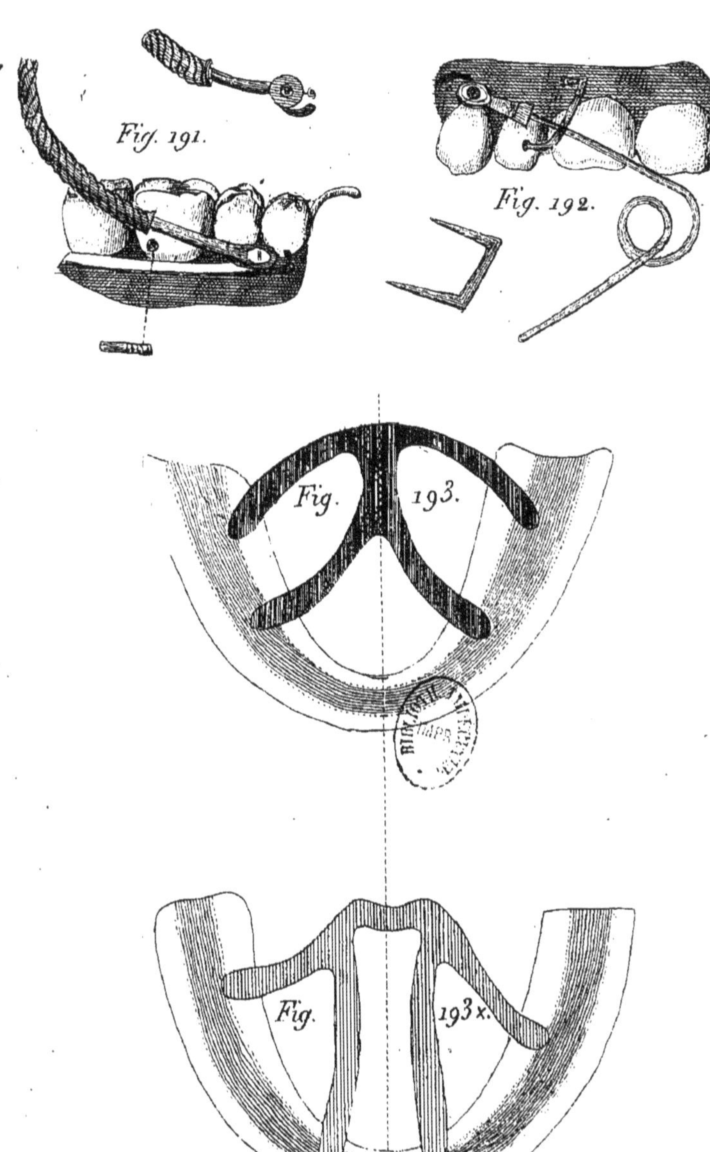
Fig. 191.
Fig. 192.
Fig. 193.
Fig. 193 x.

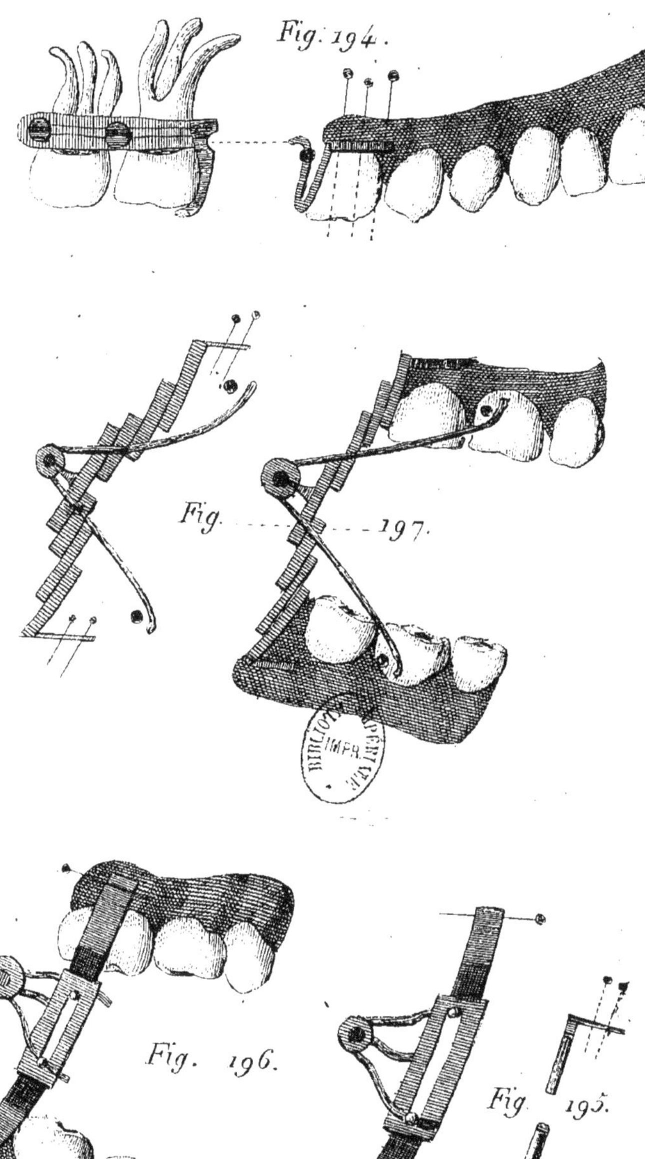
Fig. 194.
Fig. 197.
Fig. 196.
Fig. 195.

Fig. 198.

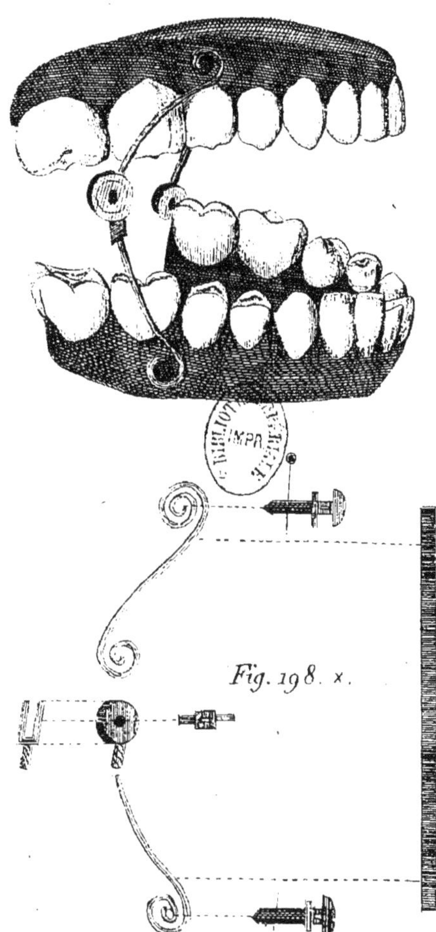

Fig. 198. x.